Chhavi Singh
Madhumitha Natarajan

Agentes remineralizantes para a prevenção de lesões de manchas brancas

Chhavi Singh
Madhumitha Natarajan

Agentes remineralizantes para a prevenção de lesões de manchas brancas

Durante e após o tratamento ortodôntico fixo

ScienciaScripts

Imprint
Any brand names and product names mentioned in this book are subject to trademark, brand or patent protection and are trademarks or registered trademarks of their respective holders. The use of brand names, product names, common names, trade names, product descriptions etc. even without a particular marking in this work is in no way to be construed to mean that such names may be regarded as unrestricted in respect of trademark and brand protection legislation and could thus be used by anyone.

Cover image: www.ingimage.com

This book is a translation from the original published under ISBN 978-620-7-47131-7.

Publisher:
Sciencia Scripts
is a trademark of
Dodo Books Indian Ocean Ltd. and OmniScriptum S.R.L publishing group

120 High Road, East Finchley, London, N2 9ED, United Kingdom
Str. Armeneasca 28/1, office 1, Chisinau MD-2012, Republic of Moldova, Europe
Printed at: see last page
ISBN: 978-620-7-38897-4

<u>Introdução</u>

A terapia ortodôntica fixa implica responsabilidades de longa data, tanto para o ortodontista como para o próprio paciente, uma das quais é a manutenção de uma higiene correcta. Um efeito adverso comum do tratamento ortodôntico é a formação de lesões de manchas brancas, que tem um impacto negativo na estética dentária. Os doentes ortodônticos correm um maior risco de desenvolver lesões de manchas brancas, principalmente devido à incapacidade de manter uma higiene oral adequada, uma vez que essas lesões podem ser frequentemente observadas por baixo e à volta de bandas soltas, bases de brackets ou aparelhos. [1]

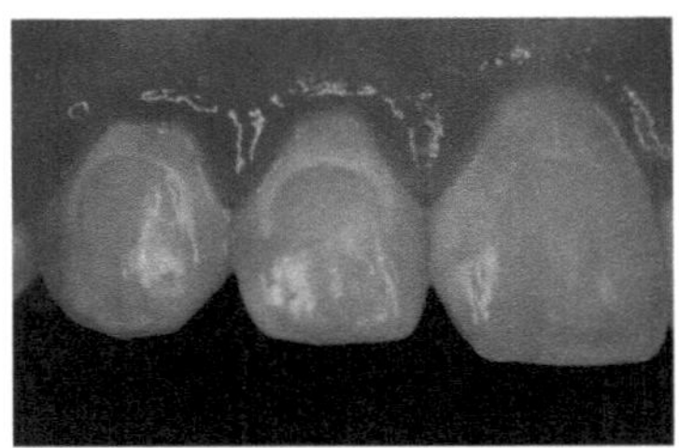

FIGURE I. Orthodontic white spot lesions (WSL) on enamel surfaces; these were adjacent to labial fixed orthodontic appliances. The white, opaque appearance is due to change in the refractive index of the subsurface enamel. [1]

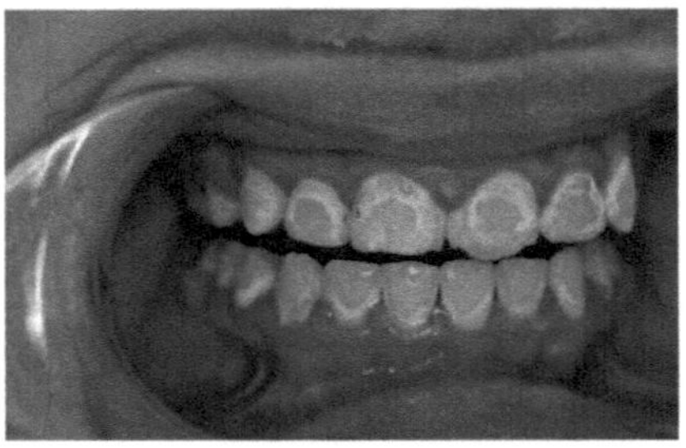

Figure 1. White spot lesions after 14 months of orthodontic treatment with fixed appliances. [3]

As lesões de manchas brancas podem ser descritas como áreas inestéticas de descalcificação que ocorrem na superfície do esmalte. Clinicamente, aparece como uma lesão subsuperficial opaca, branca fosca e bem diferenciada ou uma porosidade na superfície do esmalte. Nas áreas retentivas de placa dos aparelhos ortodônticos, ocorre a proliferação de bactérias acidogénicas como a *S. mutans*. Estas bactérias decompõem os hidratos de carbono e libertam subprodutos ácidos que reduzem o pH da placa bacteriana retentiva. Isto altera o delicado equilíbrio da mineralização dos tecidos duros no sentido da desmineralização cariosa, resultando na perda de minerais e na formação de tais lesões subsuperficiais. Se não se tiver cuidado, este ambiente altamente cariogénico pode fazer com que estas lesões formem rapidamente cavitação e ponham em risco a integridade do dente. [2]

Uma vez que essas lesões podem levar até 4 semanas para se formar, que é geralmente o período de tempo entre as consultas ortodônticas subseqüentes, o passo mais diligente que um ortodontista pode tomar é educar o paciente em métodos de prevenção de tais efeitos colaterais comuns. A manutenção da higiene oral é a resposta mais óbvia, mas o paciente deve ser devidamente instruído sobre os métodos de escovação dos dentes com um dentifrício fluoretado. [2] Um estudo demonstrou que a utilização de elixires com flúor durante o dia aumenta a ingestão de flúor, o que aumenta a sua ação preventiva contra a formação ou progressão do WSL, especialmente em doentes menos cumpridores. [3] Os doentes também devem ser aconselhados sobre possíveis modificações da sua dieta, de modo a obterem um ambiente e uma microflora orais equilibrados. [1]

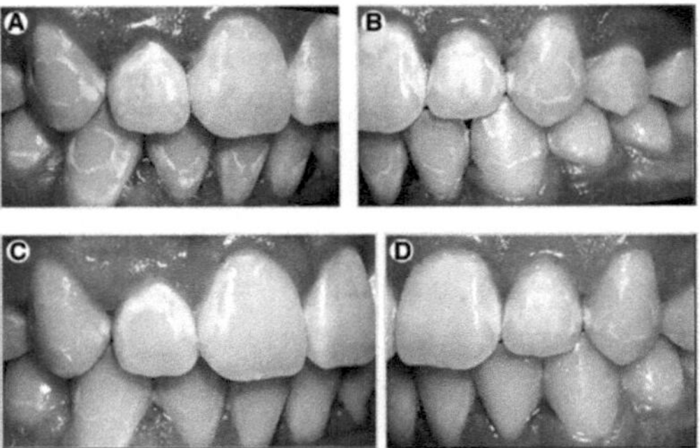

Figure 4. (A-D) Case illustrating the remineralization that could occur a few weeks following the completion of orthodontic treatment (A and B). The remineralization is the result of improved oral hygiene and from the available minerals in saliva, fluoridated toothpaste, and so forth (C and D). (Color version of figure is available online.) [2]

Outras vias preventivas que os clínicos podem explorar são a aplicação em consultório de vernizes, selantes ou adesivos de flúor em áreas que retêm a placa bacteriana. Estes procedimentos são eficazes e eliminam a necessidade de o doente cumprir a aplicação do verniz, mostrando uma diminuição de 44% na taxa de desmineralização do esmalte. [2]

Nos casos em que ocorreu a formação de lesões de manchas brancas, o clínico deve ter como objetivo travar o progresso da desmineralização do esmalte e oferecer opções para a reparação e remineralização da lesão do esmalte. Os produtos fluoretados, os produtos de cálcio como o fosfopeptídeo de cálcio fosfato de cálcio amorfo (CPP-ACP), a combinação de produtos fluoretados e de cálcio ou produtos bioactivos como o bioglass demonstraram ajudar na remineralização de lesões incipientes do esmalte. Quando estas abordagens conservadoras não funcionam, podem ser utilizados procedimentos como a restauração, o branqueamento ou a micro-abrasão. [4]

Incidência e prevalência de desmineralização em tratamento ortodôntico fixo

A terapia ortodôntica fixa refere-se a dispositivos ou aparelhos que utilizam braquetes ou bandas, que não podem ser removidos pelo paciente durante o tratamento de uma má oclusão. Uma vez que estes aparelhos dificultam uma higiene oral eficiente e aumentam as áreas de retenção da placa bacteriana, a desmineralização do esmalte e a formação de lesões de manchas brancas estão normalmente associadas a esta modalidade de tratamento. Trata-se de uma responsabilidade estética e cariológica indesejada do tratamento, que até o melhor ortodontista conhece muito bem. Antes de elaborarmos os vários métodos para lidar com essa desvantagem, esta secção irá focar na incidência e prevalência de lesões de manchas brancas no tratamento ortodôntico fixo, e os fatores de risco associados a elas.

Em epidemiologia, a incidência refere-se à probabilidade de um grupo populacional desenvolver uma doença ou um problema relacionado com a saúde num determinado período de tempo. Ou seja, a ocorrência ou frequência da doença. A probabilidade é a proporção de um grupo populacional que tem uma determinada doença ou problema de saúde durante um período de tempo específico. Em termos simples, é a frequência de uma doença.

A. <u>Incidência e prevalência de WSL durante o tratamento ortodôntico fixo</u>

As LME desenvolvem-se, em grande parte, devido a más práticas de higiene oral, que são ainda mais precipitadas pelas modalidades de tratamento ortodôntico fixo, que causam um aumento da adesão da placa bacteriana e subsequente desmineralização do esmalte por bactérias acidogénicas. Foram efectuados vários estudos para quantificar o risco de formação de WSL associado à terapia ortodôntica fixa.

A incidência de WSL à volta dos brackets e bandas molares foi verificada num grupo de doentes submetidos a tratamento ortodôntico de forma aleatória. Verificou-se que 97,5% dos dentes antes do tratamento estavam livres de WSL, mas após o início do tratamento ortodôntico a percentagem reduziu para 73,6%. Verificou-se um aumento de 24,9% no desenvolvimento de novas LSM e a sua incidência foi mais comum nos pré-molares superiores e inferiores e nos dentes anteriores, em contraste com os molares. O estado de higiene oral também foi avaliado em termos de nível de inserção clínica, ou seja, recessão gengival e profundidade do sulco, que foi considerado um excelente parâmetro devido à sua estreita relação com a incidência de WSL. [5]

Outro estudo avaliou a prevalência da formação de LSF nos dentes anteriores superiores aos 6 e 12 meses de terapia ortodôntica fixa. Verificou-se que 38% dos pacientes apresentavam WSL visível ao final de 6 meses, aumentando para 46% no período de 12 meses. Esta é uma diferença gritante em comparação com 11% do grupo de controlo que não foi submetido a qualquer tratamento fixo. Uma observação secundária revelou que 76% dos doentes que apresentavam WSL eram do sexo masculino, o que pode dever-se à maior adesão ao tratamento por parte das mulheres em comparação com os homens. [6]

Um estudo semelhante efectuado em crianças investigou a prevalência da formação de WSL em períodos de 6 e 12 meses. Os resultados mostraram que 40% dos doentes apresentavam LSMs visíveis ao fim de 6 meses, que aumentaram ainda mais para 43% ao fim de 12 meses. Mais uma vez, isto contrastava fortemente com a prevalência de 13% no grupo de controlo. Este aumento significativo no período de 6 meses mostrou que a desmineralização ocorre rapidamente com o tratamento ortodôntico fixo, devido ao controlo deficiente da higiene e ao aumento da retenção de placa bacteriana. [7]

Em contrapartida, outro estudo mostrou uma prevalência de apenas 23,4% de WSL em pacientes em tratamento ortodôntico ativo. Dos dentes estudados, os laterais da maxila e os caninos da mandíbula foram os mais susceptíveis à formação de novas WSLs. [8]

Na população urbana indiana submetida a terapia ortodôntica fixa, a prevalência de WSLs foi estudada e encontrada em 75,6%, muito mais elevada do que os 15,6% do grupo de controlo não submetido a qualquer tratamento abrangente. Isto realça a preocupação crescente com a formação de cáries na população indiana, apesar da utilização de pasta de dentes fluoretada/enxaguamentos bucais. indicando a ineficácia das actuais práticas de higiene oral. [9]

B.　Incidência e prevalência de WSL após tratamento ortodôntico fixo

Um dos primeiros estudos sobre a incidência da formação de WSL após a colagem e ligadura de dentes mostrou uma multiplicidade de resultados. Nos dentes colados, durante o tratamento, os dentes anteriores maxilares e os posteriores mandibulares apresentaram a maior incidência de formação de WSL, 14% e 15%, respetivamente. Após a descolagem, verificou-se que os laterais maxilares apresentavam a maior incidência de desmineralização, 21%, enquanto os caninos mandibulares também apresentavam uma maior incidência de formação de WSL. [6] No grupo bandado, os laterais maxilares novamente apresentaram uma incidência de 17% de formação de WSL, maior em comparação com o resto dos dentes anteriores maxilares. Nesse estudo, a duração do tempo de tratamento não afetou a incidência de formação de WSL. Outra observação feita foi que a contenção de canino a canino lingual mandibular não mostrou qualquer formação de WSLs. A função protetora da saliva na face lingual dos dentes anteriores mandibulares e o acúmulo de cálculo podem ser as prováveis razões para a prevenção de LSMs nessas áreas. [10]

Os pacientes pré-tratamento e pós-tratamento ortodôntico multibanda foram avaliados quanto à prevalência da formação de WSL e sua severidade medida por um índice de opacidade. O grupo pós-tratamento mostrou um aumento de 11,7% na formação de WSL em comparação com o grupo pré-tratamento. A gravidade da formação de WSL foi observada como sendo maior no grupo pós-tratamento, com 21,5 dentes afectados em comparação com os 19,2 dentes afectados no grupo pré-tratamento. [11]

A diminuição das WSLs após o tratamento foi estudada num estudo prospetivo de 14 anos, em que os períodos de tempo pós-tratamento foram de 1, 2 e 12 anos. Verificou-se que, imediatamente após a descolagem, a prevalência de WSLs era cerca de 6 vezes superior à registada antes do tratamento. Um ano após o tratamento, verificou-se uma diminuição acentuada de 2 vezes na área das LMF, tendo ocorrido uma nova diminuição após 2 e 12 anos, embora não estatisticamente significativa. Isto prova que o ano após o tratamento mostra o maior decréscimo nas WSLs devido ao processo de remineralização. No entanto, mesmo 12 anos após o tratamento, as LLMs não diminuíram para os níveis pré-tratamento, mostrando que as LLMs são um efeito secundário cosmético e cariológico preocupante e que é mais vantajoso prevenir a sua formação do que tratá-las. [12]

O tratamento ortodôntico abrangente, com diferentes períodos de tratamento, predispõe a diferentes quantidades de incidência e severidade de WSLs. Um estudo mostrou que a formação de novas LSM após o tratamento ortodôntico abrangente foi de 72,9%, sendo que 2,3% das lesões sofreram cavitação. Os diferentes períodos de tempo de tratamento mostraram que uma média de 22 meses de tratamento teve 3 WSLs em média, em comparação com 5 WSLs para o tempo de tratamento de 33 meses ou mais. [13]

Um estudo realizado com um expansor maxilar rápido colado de cobertura total demonstrou que a formação de WSL associada a modalidades de tratamento ortodôntico que não os brackets e bandas também pode causar um aumento da quantidade de desmineralização do esmalte do que um grupo de controlo que não recebeu qualquer tratamento deste tipo. [14]

Recentemente, foi realizado um estudo para comparar a qualidade dos WSLs formados em pacientes tratados com aparelhos fixos e aqueles tratados com alinhadores transparentes, para testar a alegação de que os alinhadores transparentes são mais higiénicos e causam uma menor retenção de placa bacteriana nos dentes. Os resultados mostraram um aumento comparável na formação de WSL com ambas as modalidades de tratamento, mas a incidência nos grupos de terapia com aparelhos fixos foi maior, indicando uma maior acumulação de placa bacteriana no grupo de aparelhos fixos. O grupo do aparelho fixo desenvolveu lesões de maior severidade, mas de menor área, enquanto o grupo do alinhador transparente desenvolveu WSLs maiores e mais rasas, com menor perda mineral. [15]

C.   <u>Factores de risco associados à formação de WSL</u>

Foi estudada uma multiplicidade de factores de risco que tornariam um indivíduo mais suscetível à formação de WSL e que foram delineados para ajudar os médicos a demarcar indivíduos com um risco elevado e a tomar as medidas preventivas adequadas.

A fluorose foi considerada um fator de proteção contra a formação de WSL em pacientes ortodônticos. Devido ao maior tamanho do cristal de fluorapatita no esmalte, os dentes com fluorose são mais resistentes à desmineralização do esmalte em comparação com os dentes sem fluorose. [8]

Verificou-se que os pacientes que apresentavam WSLs pré-existentes estavam em maior risco de formar novas WSLs durante o tratamento ortodôntico fixo. [8]

Verificou-se que os pacientes do grupo etário pré-adolescente são mais susceptíveis à formação de WSL, com 67,3% dos pacientes em risco, em comparação com os pacientes mais velhos, com 64,3%, tornando os indivíduos mais velhos os candidatos ideais para o tratamento ortodôntico fixo. Isto pode dever-se à menor resistência dos tecidos dentários à cárie e à falta de cooperação mais frequentemente observada nos pacientes mais jovens. [8][16][17]

Verificou-se que os pacientes que apresentavam uma má higiene oral pré-tratamento eram 3 vezes mais vulneráveis à formação de WSL do que os pacientes com uma boa higiene oral pré-tratamento. [8][16][17]

Os pacientes com uma duração de tratamento superior a 24 meses apresentaram um risco mais elevado de desenvolver manchas brancas (76%) do que aqueles com uma duração de tratamento mais curta (61,4%). Isto correlaciona-se com o facto de os dispositivos fixos estarem associados a uma maior desmineralização, uma vez que aumentam a retenção de placa bacteriana e dificultam uma boa prática de higiene oral. [8][17][18]

Verificou-se que o fluxo salivar aumentou no primeiro e no sexto mês de tratamento ortodôntico fixo, devido ao estímulo mecânico dos aparelhos fixos sobre os reflexos salivares. Isso poderia predispor a um aumento do efeito protetor da saliva na prevenção da desmineralização do esmalte. No entanto, o pH e a capacidade tampão da saliva permaneceram inalterados. [18]

Noutro estudo para investigar biomarcadores salivares para o risco de LSF, a atividade da glucosidase e da protease foi tida em consideração pelo seu papel na nutrição da microflora oral. As bactérias da cavidade oral utilizam glucosidases para degradar os polissacáridos e proteases como as galactosidases, fucosidases, N-acetilgalactosaminidases e N-acetilglucosaminidases para degradar as proteínas salivares para se alimentarem. Verificou-se que a placa colhida perto da área do bracket no estudo tinha uma atividade glucosidase aumentada em doentes que apresentavam WSLs activos. A placa colhida perto da margem gengival tinha uma maior atividade de protease devido ao aumento da secreção de fluido crevicular em resposta a uma má higiene oral. [19]

A atividade e a prevalência de estreptococos cariogénicos também foram estudadas no suporte incisivo, a fim de correlacionar o WSL com a higiene oral. Foram tidas em consideração duas bactérias cariogénicas, *Streptococcus mutans* e *Streptococcus sobrinus*. Verificou-se que a prevalência de *S mutans* era de 50%, em comparação com 33,8% de *S sobrinus*, e que estavam mais colonizadas na região anterior da arcada maxilar do que na arcada mandibular. Embora a prevalência das bactérias nos braquetes não tenha sido significativamente maior do que a encontrada na cavidade oral, devido à fraca adesão das bactérias cariogénicas aos braquetes, a associação próxima das bactérias aos braquetes anteriores maxilares pode servir como um risco potencial para a desmineralização do esmalte em pacientes com má higiene oral. [20]

Parece que o tratamento ortodôntico abrangente, por si só, causa um aumento na formação de WSLs. E, em alguns casos, isso é verdade, mas estudos feitos para verificar a perceção dos pacientes e dos médicos em relação à formação das LBEs mostraram que os pacientes estão bem conscientes de sua própria responsabilidade na prevenção e no tratamento das LBEs. A comunicação entre pacientes, pais, ortodontistas e dentistas gerais precisa ser melhorada para diminuir a incidência de lesões de manchas brancas na população ortodôntica. [21]

<u>**REMINERALIZAÇÃO E AGENTES PREVENTIVOS**</u>

Apesar de ser o tecido mais duro do corpo humano, o esmalte dentário está sujeito a vários ataques do ambiente físico em que reside, tais como erosão, atrito, abrasão e desmineralização. Enquanto o resto pode ser tratado fisicamente sob a forma de restaurações ou terapia de intervenção, a desmineralização que resulta na formação de cáries incipientes é frequentemente gerida por processos químicos utilizando agentes de remineralização. Os agentes de remineralização são substâncias que param e/ou revertem parcialmente o processo de desmineralização.

Uma revisão de artigos efectuada para analisar os vários agentes de remineralização na prática delineou os derivados de fluoreto e os substratos de cálcio e fosfato como os pilares na área dos agentes de remineralização. O fluoreto sob a forma de fluoreto de sódio, monofluorofosfato de sódio, fluoreto estanoso, tetrafluoreto de titânio e fluoreto de amónio foi descrito na literatura como sendo um agente de remineralização eficaz. O cálcio e o fosfato foram utilizados como oligossacáridos fosforilados de cálcio,β - fosfato tricálcico (B-TCP), fosfopeptídeo de caseína - fosfato de cálcio amorfo (CPP-ACP) e também em conjugação com fluoreto para obter uma atividade de remineralização satisfatória. Outros agentes biomiméticos como o

Bioglass e os silicatos de cálcio são também excelentes sucessores do flúor e do cálcio em termos de potencial de remineralização. [22]

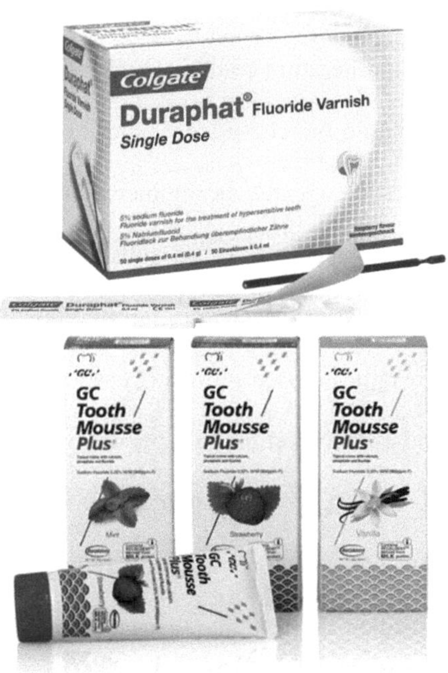

Nos dentes decíduos, os vernizes ou géis de flúor, a pasta CPP-ACP e a combinação de flúor com laser e/ou gel de clorexidina provaram ser modalidades efectivas de remineralização. Apesar da literatura disponível, é necessária mais investigação para esclarecer o mecanismo de remineralização e o seu efeito nos dentes decíduos. [23]

Os vários agentes de remineralização em uso clínico são descritos nos seguintes subtítulos:

A.   <u>Fluoreto e seus compostos</u>

- Mecanismo de ação

A eficácia do **flúor na** prevenção e prevenção de lesões de manchas brancas está há muito estabelecida na literatura dentária. Não há dúvida de que este agente de remineralização é fiável e eficaz, servindo assim como um padrão de ouro em termos de agentes de remineralização. O flúor evita a desmineralização do esmalte através da substituição de cristais de hidroxiapatite mais pequenos por cristais de fluorapatite maiores e menos solúveis. Isto resulta num crescimento in-to-toto de cristais semente, em vez de em locais de crescimento específicos, como acontecia com a hidroxiapatite. Assim, o crescimento dos cristais ocorre mais rapidamente e de forma menos selectiva, conduzindo a uma superfície de esmalte mais resistente à desmineralização. O flúor também actua através da deposição de novos cristais dentro de cristais de hidroxiapatite parcialmente dissolvidos no esmalte. Neste processo de remineralização, os cristais de esmalte danificados actuam como núcleos para a deposição de esmalte. É necessário um ambiente favorável, sob a forma de fluidos orais supersaturados e um gradiente de pH optimizado, para facilitar a disponibilidade de sementes de cristalitos e a subsequente deposição de minerais. O resultado é a paragem da lesão incipiente, a sua reparação e a reversão parcial para uma estrutura cristalina intacta. [24]

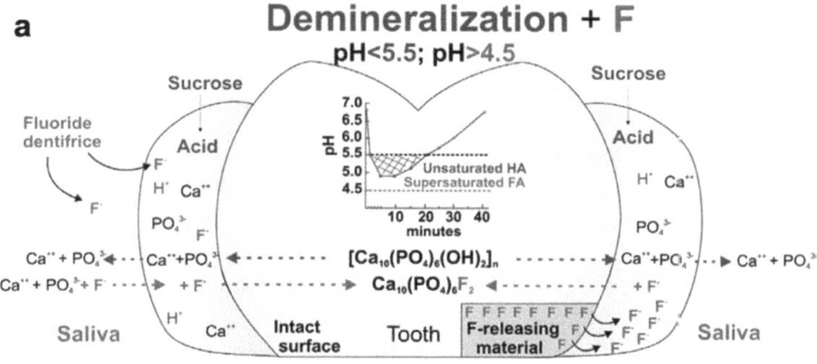

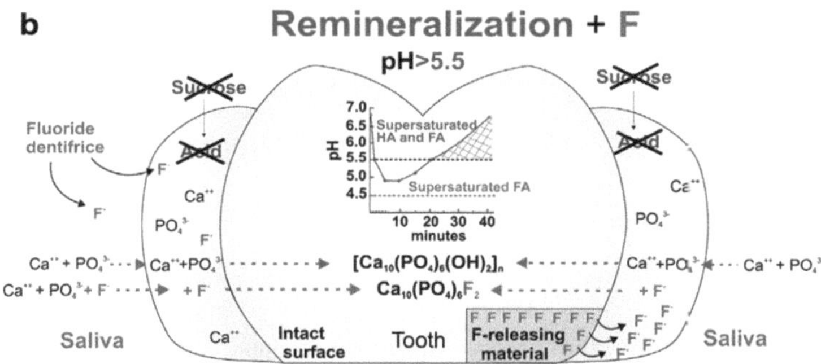

- Concentração óptima

Outro ponto a ponderar é a concentração óptima de soluções de flúor necessária para que o processo de remineralização ocorra. Vários estudos foram realizados para chegar a esse número. Um desses estudos foi realizado para comparar a ação do fluoreto de sódio em diferentes níveis de concentração. Verificou-se que 500ppm de solução de fluoreto de sódio (NaF) era mais eficaz do que a concentração de 250ppm na remineralização de amostras de esmalte in-vitro após o ciclo de pH. Para além de 500ppm, concentrações mais elevadas de soluções de NaF não mostraram qualquer melhoria significativa na ação de remineralização. [25]

- Compostos de fluoreto

Foram formuladas várias preparações de fluoreto com vários catiões metálicos polivalentes, cada um dos quais com um potencial de remineralização diferente. Um estudo comparou 3 formulações diferentes de fluoreto (cada uma com 250ppm F), nomeadamente fluoreto **de sódio** (NaF), **fluoreto de amina** (AmF) e **fluoreto estanoso** (SnF2, 809 ppm Sn) separadamente e em combinações. Os resultados mostraram que o SnF2 e a combinação de SnF2/AmF foram os agentes de remineralização mais eficazes num modelo de ciclo de pH in vitro, seguidos pelo NaF, enquanto o AmF sozinho não mostrou qualquer efeito significativo na perda mineral. Assim, o SnF2 é um agente superior na redução da perda mineral acidogénica do esmalte. [26]

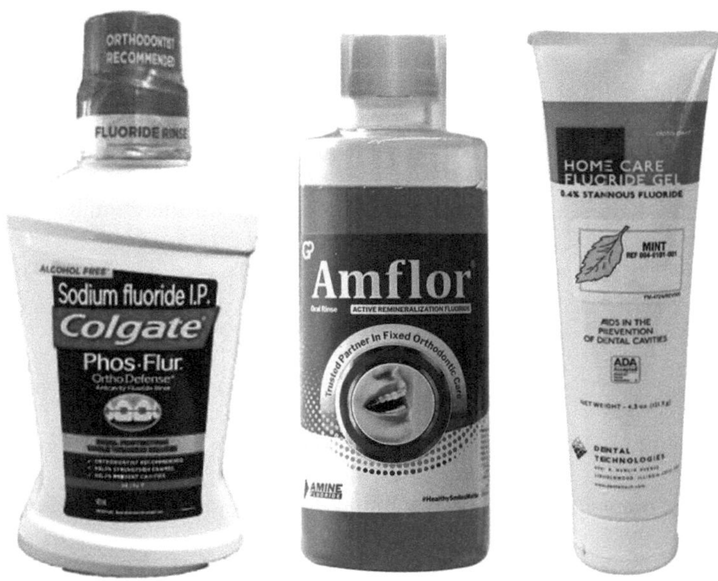

O zinco foi estudado pela sua capacidade de manter uma maior porosidade superficial numa superfície calcificada e se poderia aumentar a capacidade de remineralização do flúor. Um estudo comparou o zinco, o flúor e a combinação de **fluoreto de zinco** (ZnF) e descobriu-se que a combinação de fluoreto de zinco tinha uma maior capacidade de remineralização do que o flúor sozinho. [27]

Outro estudo comparou os compostos de fluoreto descritos anteriormente com o **tetrafluoreto de titânio** (TiF4) em grupos separados e combinados. O SnF2 e o TiF4 provaram ser agentes de remineralização prolíficos em comparação com os restantes compostos de fluoreto. No entanto, em condições criticamente severas, o TiF4 perdeu a sua eficácia de remineralização e apenas o SnF2 em formas altamente concentradas teve um desempenho satisfatório na prevenção da dissolução mineral. [28]

O diamino fluoreto de prata (SDF) é outro composto de fluoreto com boa capacidade de remineralização. Uma revisão da literatura sobre o SDF comentou o seu mecanismo de ação e capacidades cariostáticas. Verificou-se que o ião de prata no SDF é bactericida e eficaz na prevenção da formação de biofilme bacteriano na cavidade oral. Também diminui a dissolução da matriz do esmalte e ajuda a travar e a inverter a desmineralização, precipitando uma grande quantidade de cálcio e fosfato na lesão incipiente. Além disso, verificou-se que o SDF ajuda a inibir a destruição do colagénio dentinário. [29]

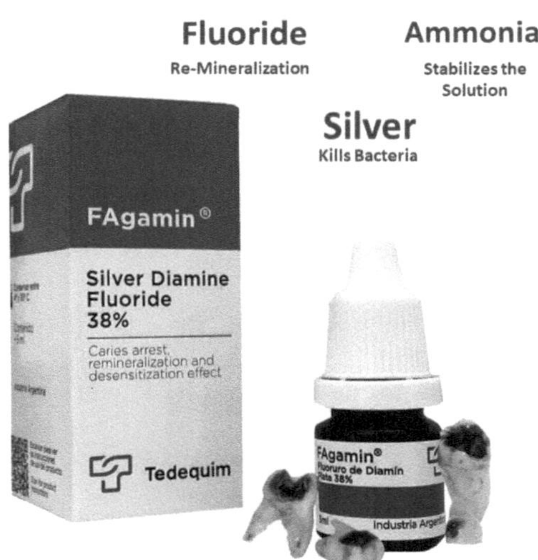

B. <u>Fosfato de cálcio e seus compostos</u>

Os cristais de hidroxiapatite são os blocos de construção inorgânicos das estruturas calcificadas do nosso corpo, como o osso e o esmalte dos dentes. É composta por cálcio e fosfato (apatite de cálcio) dispostos em cristais hexagonais que conferem aos dentes e ao osso a sua rigidez e força. Por isso, teoricamente, parece improvável não investigar agentes de remineralização que contenham componentes de cálcio e fosfato.

Foi efectuado um estudo inicial para comparar a eficácia de diferentes concentrações de **cálcio e fosfato** na diminuição da solubilidade do esmalte à erosão ácida. Verificou-se que ocorreu uma redução quase igual da desmineralização do esmalte com duas concentrações muito diferentes de cálcio e fosfato. Enquanto a desmineralização do esmalte diminuiu em 95% com o aumento da concentração de cálcio de 7mmol/L para 21mmol/L, a concentração de fosfato teve de ser aumentada em cerca de 20 vezes para obter resultados semelhantes. Esta discrepância na exigência de concentração foi atribuída a um maior grau de saturação de uma solução por cálcio. [30]

O fosfopeptídeo de caseína-fosfato de cálcio amorfo (CPP-ACP) é uma modalidade inovadora de remineralização do fosfato de cálcio em que o CPP forma nanoclusters com o ACP e provoca um aumento da concentração de iões de cálcio e fosfato na interface da película e da placa bacteriana. Este facto, juntamente com a supersaturação da saliva com fosfato de cálcio, também ajuda a tamponar a placa bacteriana. Uma revisão efectuada sobre a capacidade de remineralização do CPP-ACP, comparou a sua eficácia em comparação com a remineralização por terapia com flúor apenas. Apesar de não ser estatisticamente significativo, verificou-se que o CPP-ACP remineraliza as lesões de manchas brancas de forma mais eficaz do que o verniz/dentifrício fluoretado isoladamente. [31]

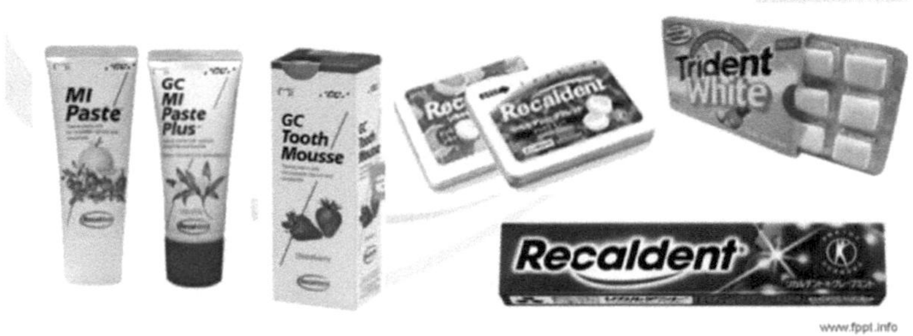

O β-fosfato tricálcico (β-TCP) é uma substância bioactiva e biocompatível que se apresenta como uma fase transitória na formação da hidroxiapatite. A sua combinação com um ácido carboxílico (ácido fumárico) através de moagem de bolas, formando **β-TCP funcionalizado (f-TCP)**, foi estudada para avaliar a sua eficácia na remineralização de lesões incipientes em comparação com o β-TCP isolado. O resultado do estudo foi que o β-TCP condicionado com ácido fumárico foi quase sete vezes mais potente na sua capacidade de remineralização do que o β-TCP isolado, devido ao facto de apresentar um aumento na biodisponibilidade de cálcio. [32]

C.   Combinação de fluoreto e fosfato de cálcio

Foram estudadas várias combinações de fluoreto e fosfato de cálcio para chegar a um agente de remineralização superior que combine as melhores propriedades de ambos os materiais.

As soluções de **fosfopeptídeo de caseína estabilizado com fosfato de cálcio fluoretado amorfo** (CPP-ACFP) combinam CPP-ACP com concentrações variáveis de fluoreto. Na sua comparação com o CPP-ACP isolado, descobriu-se que o CPP-ACFP tinha um potencial de remineralização mais elevado do que o CPP-ACP a pH 5,5 e inferior. A presença de fluoreto nas soluções de CPP-ACFP a um pH reduzido aumenta a atividade da espécie neutra HF, o que causa uma maior absorção de fluoreto na lesão incipiente do esmalte. Este facto acelera o crescimento de cristais de fluorapatite, explicando assim a melhor capacidade de remineralização do CPP-ACFP. [33]

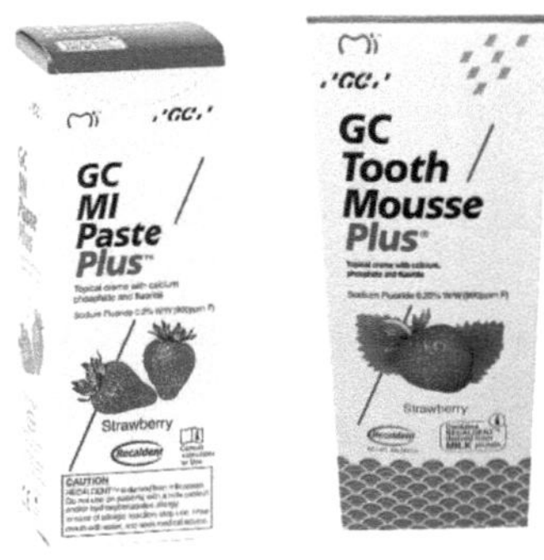

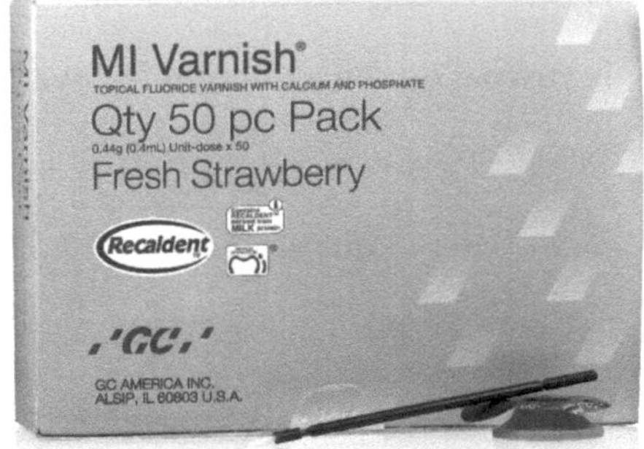

A combinação de flúor e de β-fosfato tricálcico funcionalizado (fTCP) produz um mineral mais forte e mais resistente à dissolução ácida em comparação com o flúor, o β-TCP ou o fTCP isoladamente. O fTCP parece facilitar e exacerbar a atividade de nucleação do flúor, enquanto a funcionalização do β-TCP ajuda a prevenir a interação prematura do flúor e do cálcio, ajudando assim na remineralização. [34]

Foi efectuado um estudo para avaliar e comparar o efeito do **trimetafosfato de sódio (TMP)** com e sem fluoreto. Verificou-se que o TMP nas concentrações de 0,2%, 0,4% e 0,6%, em combinação com o flúor, conseguiu depositar minerais com maior resistência à solubilidade do esmalte por erosão ácida. O TMP tem uma baixa afinidade para se ligar à superfície da hidroxiapatite, mas ao ligar-se fica retido na superfície do esmalte durante muito tempo. No entanto, em concentrações mais elevadas, o TMP interfere com a atividade de deposição de minerais e remineralização do flúor. [35]

D.   <u>Material bioativo</u>

Os materiais bioactivos são aqueles que reagem na interface biológica e provocam uma resposta biológica. Isto resulta na formação de ligações e numa reparação ou substituição bem sucedida e biologicamente viável de uma determinada parte do corpo. Na medicina dentária, foram desenvolvidos e utilizados vários materiais bioactivos, tais como agentes dessensibilizantes, implantologia, materiais de restauração, etc.

O biovidro de fosfosilicato de cálcio e sódio, nome comercial NovaMin®, é um material bioativo desenvolvido principalmente como material de regeneração óssea. É utilizado em medicina dentária para a oclusão de túbulos dentinários como uma modalidade de tratamento em pacientes que sofrem de hipersensibilidade. Estes materiais reagem quando expostos aos fluidos corporais e induzem a formação de hidroxiapatite contendo carbonato, pelo que têm uma capacidade de remineralização que deve ser explorada. É necessária uma fonte de cálcio para que o flúor tenha um efeito de remineralização eficaz. A combinação de bioglass com dentífrico fluoretado aumentou a remineralização da lesão de cárie. Estudos demonstraram que o Novamin sozinho também é altamente eficaz na remineralização de lesões de esmalte e dentina. [36]

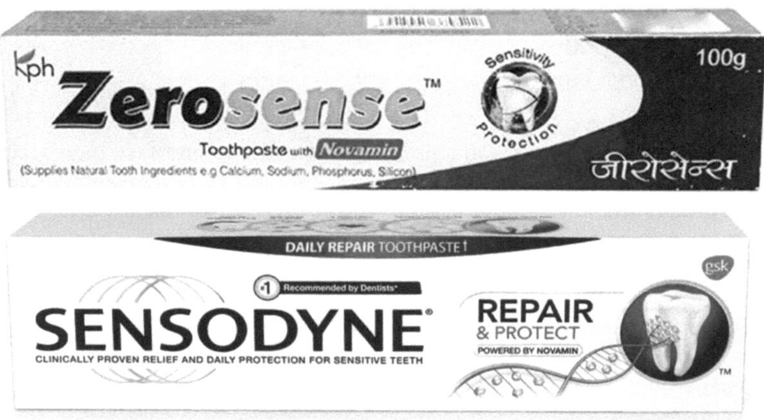

O silicato tricálcico (Ca3SiO5) é um material bioativo, ou uma bio-cerâmica utilizada para a oclusão de túbulos dentinários na desmineralização. Quando é aplicado numa superfície de esmalte desmineralizada ou gravada, é induzida a formação de uma camada de apatite e, assim, apresenta um potencial de remineralização. Estudos demonstraram que 1000ppm de fluoreto e silicato tricálcico têm a mesma eficácia de remineralização, pelo que é possível que a terapia combinada dos dois possa resultar num potencial aumento da prevenção da desmineralização dos cristais de esmalte. [17]

Foi efectuado outro estudo em que **a nano-hidroxiapatite foi utilizada em combinação com Galla chinensis** para verificar a sua aptidão para a remineralização. A Galla chinensis é um medicamento chinês à base de plantas que demonstrou a capacidade de depositar minerais na área da lesão incipiente e facilitar a remineralização, além de apresentar propriedades antibacterianas contra determinadas bactérias cariogénicas, prevenindo assim a desmineralização. O estudo revelou que, embora a nano-hidroxiapatite isolada pudesse induzir a deposição de minerais na camada exterior da lesão, a combinação de nano-hidroxiapatite com galla chinensis induziu a deposição de minerais no corpo da lesão, reduzindo assim significativamente a profundidade da lesão. [38]

E. Proteínas derivadas do esmalte

Durante o desenvolvimento do germe dentário, a bainha epitelial da raiz de Hertwigs segrega proteínas da matriz do esmalte na matriz extracelular do esmalte, onde nucleia e regula o crescimento de cristais de hidroxiapatite para formar o esmalte mineralizado. **Os derivados da matriz do esmalte** são proteínas da matriz do esmalte comercialmente disponíveis que têm sido amplamente utilizadas em medicina dentária na regeneração, reparação, reimplantação e capeamento pulpar dos tecidos. Num estudo, **o EMDgel** (um gel de derivados da matriz do esmalte e alginato de propilenoglicol) foi comparado com uma solução padrão de NaF. Enquanto o EMDgel mostrou uma diminuição da perda de esmalte e lesões menos profundas, bem como uma capacidade de remineralização, o NaF mostrou resultados estatisticamente melhores. [39]

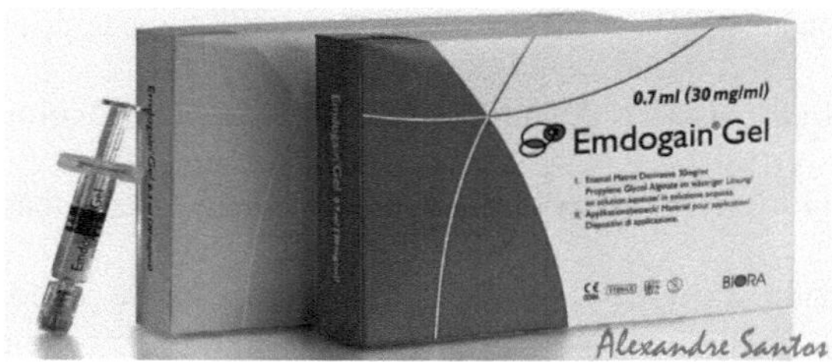

Outro estudo sobre derivados da matriz do esmalte utilizou **hidrogel de agarose com cloreto de cálcio EMD (CaCl2)** numa solução de fosfato com flúor, para observar a mineralização biomimética de fatias de esmalte condicionadas com ácido. A análise SEM mostrou a formação de estruturas semelhantes a prismas de esmalte na superfície das fatias, de estrutura hexagonal e compostas principalmente por cálcio, fósforo e fluoreto. A xeroradiografia mostrou que se tratavam de cristais de fluorapatite, provando assim que os EMDs podem induzir a deposição biomimética de minerais em áreas desmineralizadas do esmalte. [40]

Outro candidato à remineralização digno de nota é o **péptido de auto-montagem P$_{11}$** -4 desenvolvido na Universidade de Leeds. Alguns estímulos ambientais específicos induzem os monómeros deste peptídeo a auto-montarem-se num fibrilar biocompatível que imita a matriz do esmalte. Este andaime ajuda no crescimento de cristais de esmalte a partir de iões de fosfato de cálcio presentes na saliva. Foi efectuado um estudo para comparar a capacidade de remineralização do P$_{11}$ -4 com a do CPP-ACP, do vidro bioativo e da hidroxiapatite enriquecida com flúor. O estudo revelou que a maior eficácia de remineralização foi demonstrada pelo grupo que continha o péptido de auto-montagem P$_{11}$ -4. Esta evidência justifica um olhar mais atento e mais estudos sobre este material para efeitos de remineralização do esmalte. [41]

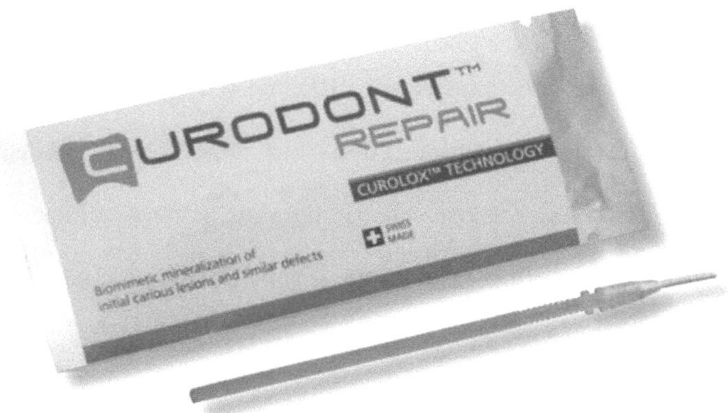

F.   Outros

Para além dos agentes tradicionais, alguns novos agentes de remineralização inventados ou descobertos têm sido mencionados na literatura, conforme descrito abaixo.

A Galla chinensis é um medicamento fitoterápico chinês que recentemente se descobriu ter propriedades anti-cárie em vez da sua natureza antibacteriana contra várias bactérias cariogénicas, bem como a sua capacidade de inibir a desmineralização e aumentar a remineralização. Um estudo efectuado para comparar a Galla chinensis com um controlo positivo de NaF mostrou que, embora não tenha apresentado um resultado superior ao do NaF, ainda assim apresentou um potencial significativo de remineralização e de aumento da dureza líquida da lesão cariosa artificial. [42]

O ferro foi estudado para verificar se poderia contribuir para a prevenção da dissolução ácida de amostras de esmalte bovino. Na incubação a uma concentração de 10mmol/L, o ferro causou a precipitação de sais de fosfato férrico na superfície do esmalte, resultando numa maior resistência ao desgaste e num aumento da microdureza da superfície. Isto torna a superfície do esmalte mais resistente ao desafio da dissolução ácida, evitando assim a desmineralização. [43]

MECANISMO DE ACÇÃO DOS AGENTES DE REMINERALIZAÇÃO

Para melhor utilizar o potencial de remineralização do flúor, do fosfato de cálcio, etc., é imperativo que estejamos bem familiarizados com o mecanismo de ação desses agentes. Só então se pode começar a conceber o melhor método de remineralização, com a composição, dosagem e veículo adequados. Dos vários agentes de remineralização, que discutimos na secção anterior, o mecanismo de ação de alguns é delineado como se segue:

- Fluoreto

A terapia com flúor tem sido um padrão de ouro no campo da remineralização do tecido duro dentário há mais de 80 anos. Anteriormente, acreditava-se que a absorção sistémica de flúor ajudava na formação de fluorapatite, que reduzia a dissolução da matriz do esmalte em caso de desafio ácido. Desde então, foram realizados muitos estudos para quantificar e descrever os processos exactos através dos quais o flúor exerce o seu efeito. Entende-se que o flúor exerce a sua ação primária por ação tópica e que o efeito anti-cárie se deve também à deposição de outros minerais para além da fluorapatite. Em linhas gerais, eles foram delineados da seguinte forma:

I.   Inibição da desmineralização

O pH tem um efeito importante na solubilidade do tecido duro dentário. Uma descida de 1 no pH do ambiente oral pode aumentar a solubilidade da hidroxiapatite em 10. O pH crítico é definido como o valor de pH em que existe equilíbrio, ou seja, não ocorre nem dissolução nem precipitação de minerais. Abaixo deste pH crítico, o equilíbrio desloca-se para a desmineralização. O ácido produzido pelas bactérias cariogénicas e a ação tampão da saliva provocam uma oscilação constante do pH na cavidade oral.

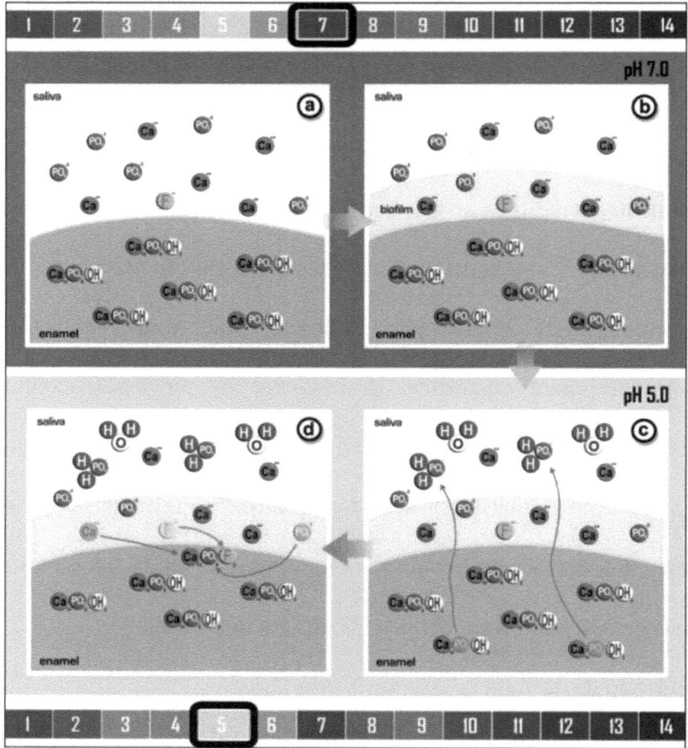

Fig. 2. Dynamics of minerals in saliva and enamel under neutral (**a, b**) and acidic conditions (**c, d**).

O pH crítico da hidroxiapatite é de 5,5. Quando as bactérias libertam ácidos e provocam a dissolução da matriz do esmalte, o flúor presente no fluido oral penetra no esmalte ao longo dos ácidos e adsorve-se ao cristal para formar fluorapatite solta. Quando o nível de fluoreto no fluido oral aumenta para mais de 100ppm, o cálcio libertado na dissolução do esmalte reage com o fluoreto para formar glóbulos de fluoreto de cálcio que precipitam na película e nas porosidades do esmalte e actuam como reservatórios de fluoreto. Esta fluorapatite, se cobrir toda a superfície, evitará a desmineralização, uma vez que o seu pH crítico é de 4,5, inferior ao da hidroxiapatite. [44][45][46]

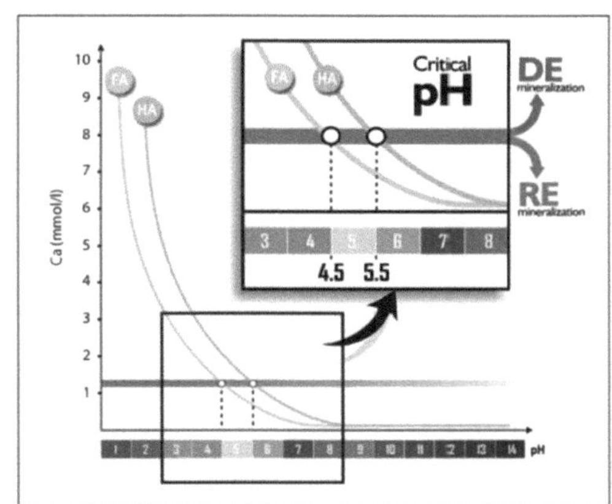

Fig. 3. Solubility of apatite as a function of pH, expressed in terms of calcium concentrations. Blue line indicates salivary calcium concentrations. The critical pH for dissolution of hydroxyapatite (HA) and fluorhydroxyapatite (FA) is 5.5 and 4.5, respectively.

II.   <u>Aumento da remineralização</u>

Quando o pH aumenta para 5,5 e acima, o equilíbrio muda para o espetro de remineralização. O flúor ajuda a aumentar a taxa de remineralização devido à supersaturação dos fluidos orais pela fluorhidroxiapatite. Os cristais de esmalte parcialmente dissolvidos actuam como núcleos aos quais o flúor se adsorve e atrai iões de cálcio. O novo revestimento formado é mais resistente à dissolução por bactérias acidogénicas. [44][45]

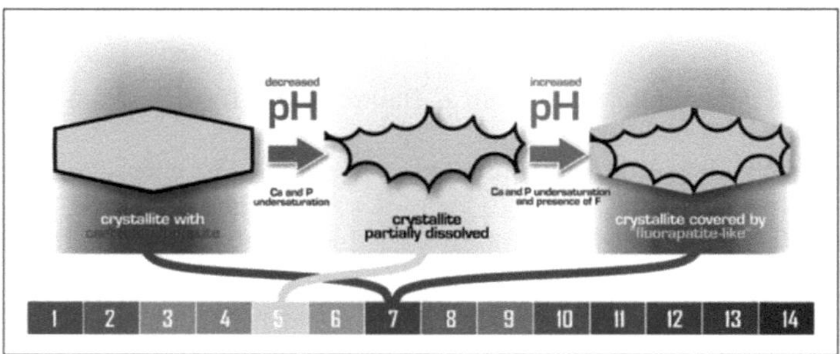

Fig. 9. Schematic representation of remineralization occurring in the presence of fluoride. Fluoride speeds up the process of remineralization and leads to the precipitation of a coat poor in carbonate and rich in fluoride on the partially demineralized original crystallite. This renders the tooth structure more resistant to subsequent acidic challenges. Modified from Featherstone [26].

III.   Efeito do fluoreto sistémico

A fluoretação da água proporciona um modo sistémico de administração de fluoreto. O consumo de água fluoretada proporciona um efeito tópico nos dentes erupcionados, bem como é incorporado na estrutura cristalina dos dentes não erupcionados, proporcionando uma proteção anti-cárie e uma diminuição da solubilidade destes dentes. [45]

IV.   Efeito anti-bacteriano

Foi demonstrado que os iões fluoreto têm um efeito inibitório no crescimento bacteriano. Estudos sobre culturas de estreptococos mostraram que o fluoreto de hidrogénio formado em condições ácidas entra na membrana celular e dissocia-se em iões fluoreto que inibem as enzimas glicolíticas, resultando numa diminuição da produção de ácido. Isto também reduz o pH citoplasmático, diminuindo assim a tolerância ao ácido e a produção de ácido da célula bacteriana. [45][46]

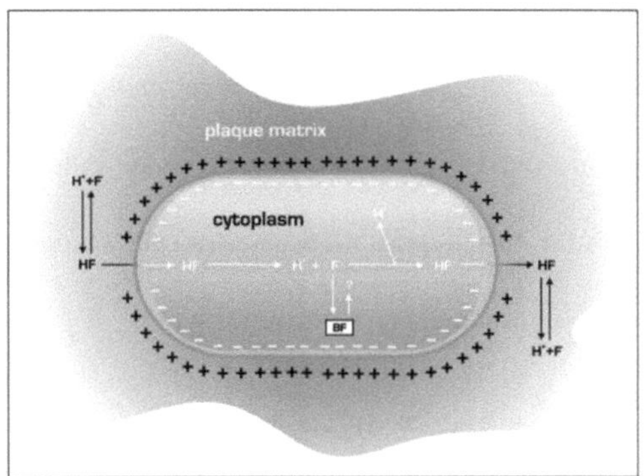

Fig. 10. Fluoride accumulation, distribution and efflux from bacterial cells. BF=Bound fluoride. Modified from Hamilton and Bowden [69].

V.   <u>Reservatórios de fluoreto</u>

O fluoreto depositado nos tecidos duros dentários sob a forma de glóbulos de fluoreto de cálcio, ligado à mucosa oral ou incorporado na placa bacteriana, actua como um reservatório intra-oral muito depois de a aplicação tópica de fluoreto ter passado. O flúor retido na placa dentária é libertado com a redução do pH, ajudando assim a prevenir a desmineralização. [45][46]

• <u>Fosfato de cálcio</u>

O fosfato de cálcio amorfo é um sistema de cálcio e fosfato não estabilizado, em que o cálcio e o sal de fosfato são fornecidos separadamente e, ao misturarem-se com a saliva, dissipam-se para dar iões de cálcio e fosfato. Foi demonstrado que os péptidos de fósforo da caseína estabilizam os iões de cálcio e de fosfato a um pH ácido, resultando assim na formação de uma tecnologia de remineralização de fosfato de cálcio amorfo estabilizado com péptidos de fósforo da caseína. Os CPP-ACP são nanocomplexos amorfos electroneutros que se difundem na lesão incipiente do esmalte e libertam iões de cálcio e fosfato fracamente ligados, que são depois depositados nos espaços cristalinos desmineralizados sob a forma de hidroxiapatite.

Quando o CPP-ACP é combinado com flúor a um pH baixo, a formação de fluoreto de hidrogénio permite uma maior penetração do flúor, juntamente com os iões de cálcio e fosfato, profundamente na lesão subsuperficial do esmalte para aumentar o crescimento de cristais sob a forma de fluorapatite ou fluor-hidroxiapatite. Assim, o CPP-ACFP demonstra um potencial de remineralização significativamente mais elevado do que o CPP-ACP. [47][48][49]

A CPP-ACP também se incorpora na película e na placa através de ligações cruzadas de cálcio, o que resulta na modificação do potencial cariogénico da placa. [48]

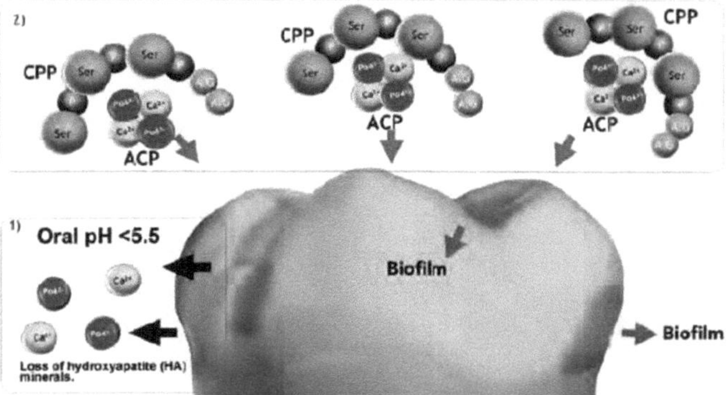

Figure 1. Graphic representing the process of dental demineralization/remineralization. 1) Oral pH < 5.5 induces loss of hydroxyapatite (HA) minerals. 2) Saturation of the oral environment and biofilm with Ca^{2+} and PO_4^{3-} ions, promoting the dental remineralization process.

Source: By the authors

- <u>Bio-vidro</u>

Os materiais bioactivos são utilizados na substituição de tecidos doentes ou danificados. O vidro biológico (ou vidro bioativo/45S5) é constituído por fosfo-silicato de sódio e cálcio amorfo e é um material altamente reativo em meio aquoso. Ao entrar em contacto com a saliva, os iões de sódio do vidro bioativo reagem com o hidrogénio da saliva para libertar cálcio e fosfato do vidro. Verifica-se também um aumento simultâneo do pH que ajuda a precipitar o cálcio e o fosfato extra do vidro biológico no material dentário e a cristalizar em hidroxiapatite. [50][51]

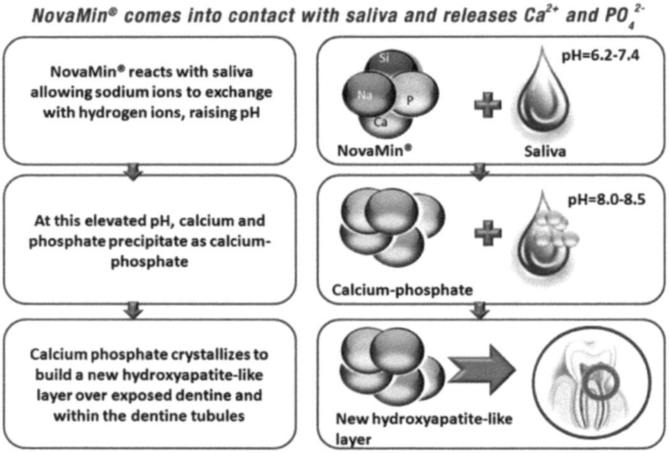

- Diversos

Para além dos principais agentes remineralizadores acima mencionados, outros exemplos e respectivos mecanismos de ação são os seguintes

I. Iões metálicos polivalentes

Os iões metálicos, como o estanho e o titânio, têm sido estudados devido ao seu efeito inibidor na desmineralização da matriz do esmalte.

Os iões de estanho e o tecido dentário reagem para formar sais de estanho-hidroxi-fosfato, estanho-fluor-fosfato e fluoreto de cálcio e estanho. Estes sais formam uma camada estável na superfície dentária erodida e não erodida, que é resistente ao ataque ácido.[52]

O tetrafluoreto de titânio reage com o material dentário para formar uma camada superficial semelhante a um esmalte, composta por hidrogenofosfato de titânio hidratado. Esta reação depende do baixo pH do TiF4 e resulta na redução da perda de dureza do esmalte devido à desmineralização. [52]

II.   Aminoácidos, péptidos

A arginina, um aminoácido semi-essencial, actua modificando a carga superficial do esmalte, aumentando a afinidade do dente com o carbonato de cálcio. Actua diretamente no biofilme da placa bacteriana e mantém a placa ligeiramente supersaturada com minerais dentários. [52]

III.   Proteínas e polímeros

O quitosano é um polissacárido natural derivado da desacetilação da quitina. Tem um forte potencial zeta e forma uma camada por camada sobre o esmalte dentário, proporcionando assim proteção contra a dissolução ácida do esmalte. Absorve-se na película salivar e, em combinação com o estanho, protege a camada rica em estanho, diminuindo assim o impacto dos ácidos no esmalte.[52]

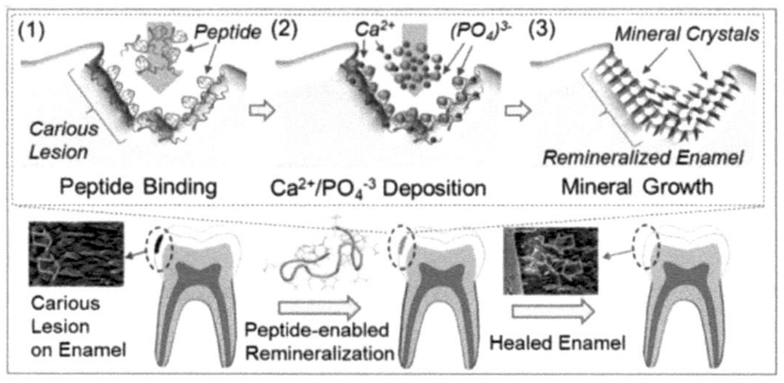

(1) Peptide
(2) Ca²⁺ (PO₄)³⁻
(3) Mineral Crystals
Carious Lesion
Remineralized Enamel
Peptide Binding
Ca²⁺/PO₄⁻³ Deposition
Mineral Growth
Carious Lesion on Enamel
Peptide-enabled Remineralization
Healed Enamel

Alterações histológicas e ultra-estruturais no esmalte desmineralizado e remineralizado

Antes de podermos prosseguir o objetivo de formular e/ou selecionar o agente de remineralização ideal, é importante conhecer os aspectos histológicos e ultra-estruturais do processo de desmineralização e formação de lesões de manchas brancas. As secções seguintes descrevem sucintamente a vasta literatura disponível:

- Esmalte sonoro

O esmalte é um dos materiais calcificados mais duros do corpo humano, sendo constituído por cerca de 95% de cristais de hidroxiapatite (fosfato de cálcio). Diversos estudos têm explicado a disposição prismática destes cristais. Estes prismas de esmalte, também designados por bastonetes de esmalte, são as unidades básicas de construção do esmalte. O esmalte formado mais cedo mostra um aspeto de favo de mel da substância interprismática, cujas células centrais são constituídas por ameloblastos. Cada ameloblasto constrói um prisma camada por camada. [53][54]

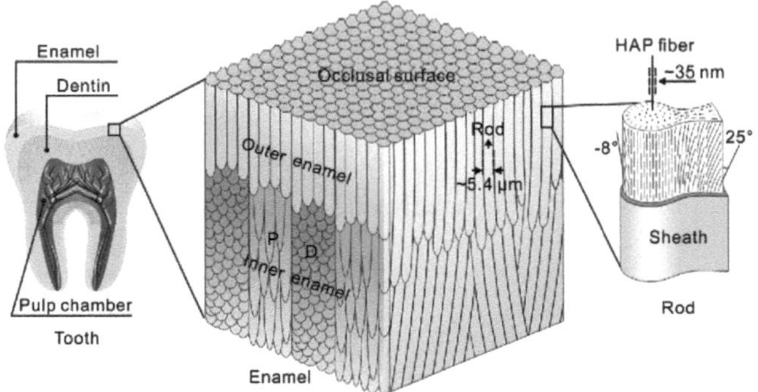

Os prismas de esmalte estendem-se desde a junção dentina-esmalte até à superfície exterior do esmalte num padrão ligeiramente curvo. Têm um diâmetro de cerca de 4-5 µm e têm uma forma de buraco de fechadura, aparecendo como colunas caneladas com processos semelhantes a lâminas. Entre os prismas encontra-se a área interprismática com uma largura média de 0,1 µm. Os prismas estão também rodeados por uma estrutura chamada bainha do prisma, que actua como um caminho para o cálcio e outros sais minerais até a mineralização estar completa. As imperfeições ou defeitos de desenvolvimento nos prismas de esmalte, tais como linhas incrementais de retzius, tufos de esmalte, lamelas, fusos de esmalte e prismas granulares, dão lugar à permeação de corantes e são um possível caminho para o ataque carioso. [53][54]

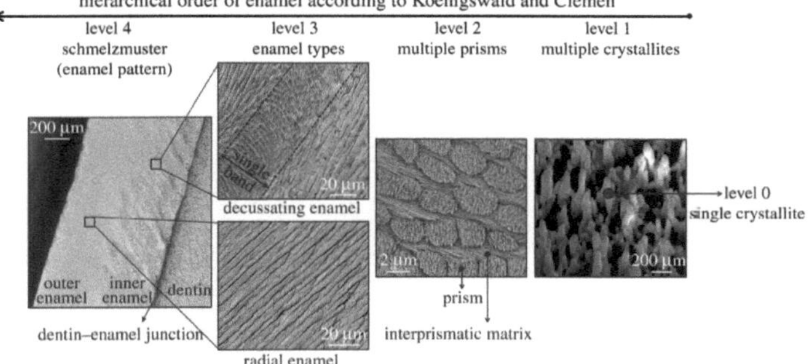

No centro dos prismas estão presentes milhões de minúsculos cristalitos de esmalte bem compactados, constituídos por hidroxiapatite. São unidades minerais de esmalte em forma de agulha com 0,5-1 µm de comprimento, que aparecem como hexagonais planas em secção transversal. A matriz orgânica e a água estão presentes entre os cristalitos de esmalte e os espaços interprismáticos. O componente orgânico é constituído por fibras grosseiras e densamente compactadas em bainhas e fracamente compactadas nos prismas. [54][55]

O primeiro esmalte formado é chamado de esmalte primário e é de natureza basófila. O seu desenvolvimento posterior dá origem a um esmalte jovem acidófilo. Mais tarde, entra numa fase transitória de maturação, onde se torna novamente basófilo. Estas três fases do esmalte imaturo caracterizam-se pela sua relativa insolubilidade aos ácidos fracos. A fase de transição provoca o espessamento do esmalte, transformando-o num esmalte maduro e duro, que perdeu a sua resistência à descalcificação por ácidos fracos. Este esmalte maduro sofre um processo de calcificação em que a matéria orgânica e a água são removidas e substituídas por sais minerais, marcando o fim da maturação [53]

• Esmalte desmineralizado

Os estudos histopatológicos realizados para descrever lesões cariosas precoces utilizaram luz polarizada, testes de microdureza, iluminação de campo escuro, luz normal transmitida e luz incidente em secções de solo de amostras de esmalte com lesões de cárie incipientes. Foram observadas 5 zonas e descritas da seguinte forma:

o   A zona 1 estende-se até à superfície do esmalte e mostra um aumento na quantidade de mineralização que pode ser explicado como ocorrendo devido à precipitação de minerais na segunda zona de cárie. É ainda menos detalhada estruturalmente do que o esmalte saudável, com dificuldade em distinguir prismas individuais. Verifica-se um aumento da birrefringência negativa e da dureza. A luz transmitida mostra uma área clara e a luz incidente mostra uma área escura.

o   A zona 2 mostra a dissolução dos minerais, com os espaços ocupados pelos cristalitos a aparecerem vazios e a matriz orgânica intacta. Verifica-se uma diminuição da dureza e da birrefringência negativa e um aumento da birrefringência positiva. A luz transmitida mostra uma zona escura e a luz incidente mostra uma zona clara.

o	A zona 3 mostra um aumento da dureza devido a recalcificação ou mineralização. As estruturas do esmalte não são facilmente reconhecidas. Os resultados são os mesmos da zona 1

o	A zona 4 apresenta uma diminuição gradual da dureza devido à descalcificação generalizada e ao início da dissolução da matriz orgânica. Verifica-se a destruição das bainhas dos prismas.

o	A zona 5 mostra a destruição completa dos minerais do esmalte e da matriz orgânica. As massas necróticas absorvem a luz e fazem com que esta zona apareça mais escura em todos os métodos de investigação. A dureza diminui para quase zero. [55]

Outro estudo sobre microscopia de luz polarizada de estágios progressivos de cáries de mancha branca do esmalte sob bandas ortodônticas mostrou que, em 1 semana, a desmineralização inicial ocorreu na zona translúcida externa. Às 2nd e 3rd semanas, houve um grau variável de desmineralização subsuperficial. Verificou-se que os 3-9µm exteriores da superfície foram afectados por lesões incipientes com uma diminuição quantitativa da porosidade do tecido do esmalte. [56]

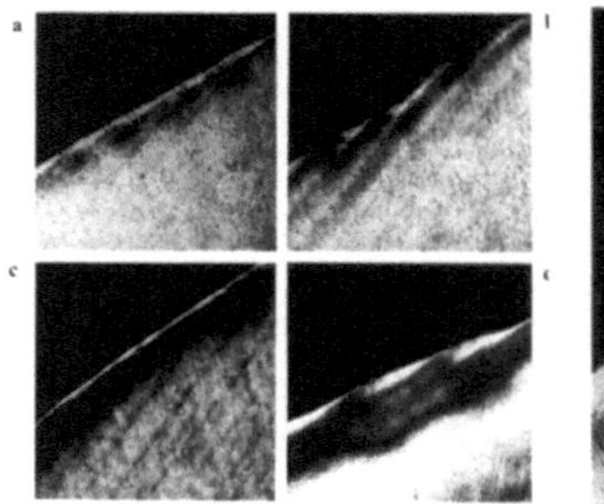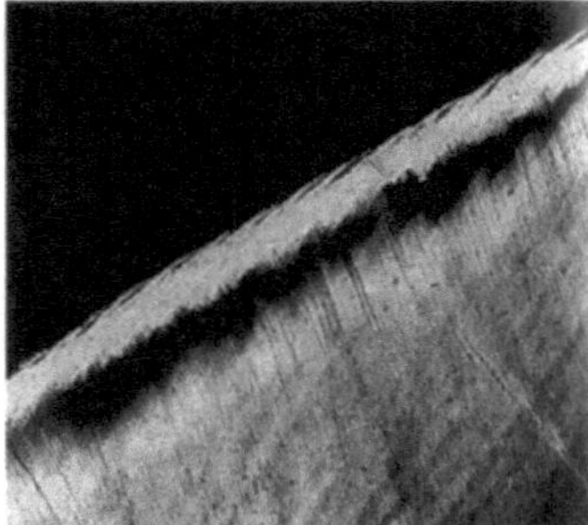

Fig. 1. Ground sections of lesions produced after 1 (a), 2 (b), 3 (c) and 4 (d) weeks examined in water (subject A). × 25.

Fig. 3. Ground section of a 4-week lesion (subject B) examined in quinoline. × 10.

O exame por microscopia eletrónica de varrimento de secções de espécimes de esmalte com uma lesão incipiente mostrou pequenas depressões em forma de cunha na superfície do esmalte devido à dissolução das extremidades dos prismas, dando-lhe um aspeto de escama de peixe. As depressões consistem em glóbulos de cristais, menos bem compactados, depositados em camadas e por vezes cobertos por um material amorfo. Estes eram intercalados com superfícies mais lisas com cristais densamente compactados e orifícios focais. As bainhas e os núcleos dos prismas mostraram mais dissolução do que as áreas interprismáticas. [57]

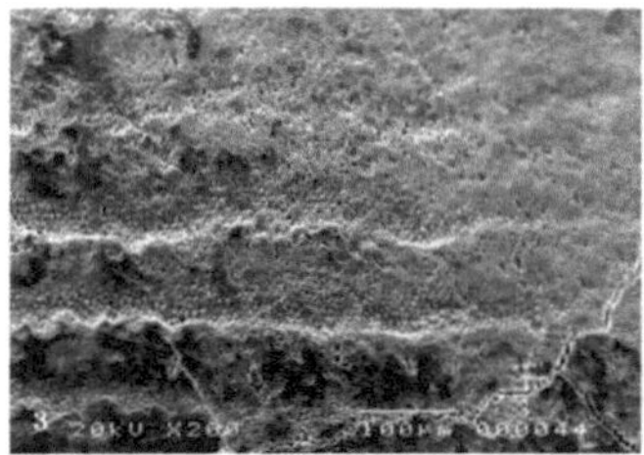

FIGURE 3. Perikymata are prominent due to the dissolution of the adjacent prism ends. The dissolved prism ends have the appearance of fish scales. Original magnification ×200; bar = 100 μm.

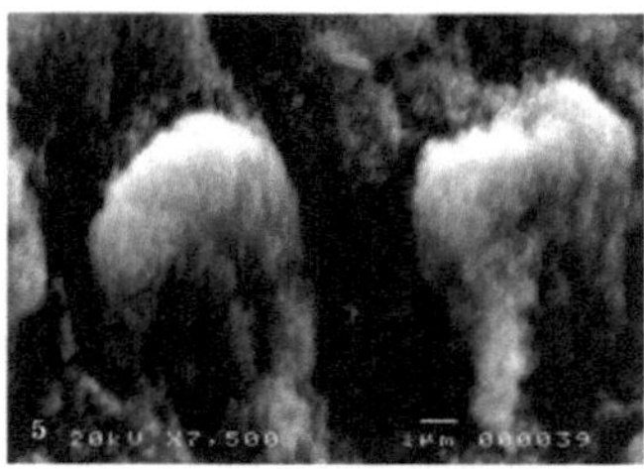

FIGURE 5. The crystals in the more affected areas as mentioned in Figure 4 show enlarged intercrystalline spaces. Original magnification ×7500; bar = 1 μm.

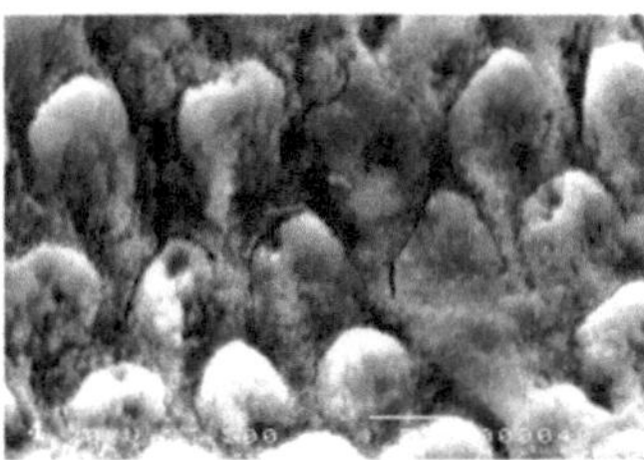

FIGURE 4. The prism sheath areas and the prism cores show more dissolution than the interprismatic areas. Original magnification ×3500; bar = 5 μm.

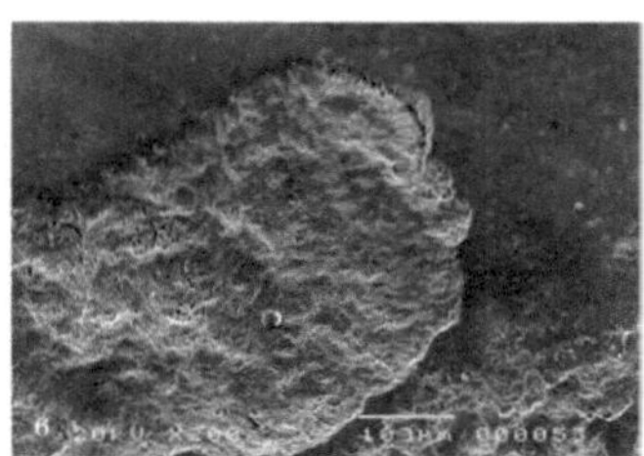

FIGURE 6. A large shallow depression with an irregular border is observed on the enamel surface. The surface of the depressed area shows a pitted appearance and seems to be covered by layers of amorphous materials. Original magnification ×200; bar = 100 μm.

Outros estudos sobre as alterações ultra-estruturais das cáries precoces do esmalte referiram um aumento dos microporos devido à dissolução dos núcleos dos prismas e um aumento do espaço entre as hastes. Foram observados cristais semelhantes a ripas e mais curtos de forma irregular, com uma orientação e um padrão de difração aleatórios, com uma diminuição das áreas de cristais de esmalte normais. Os espaços electron-lucentes alargados dos cristais semelhantes a ripas aumentaram a porosidade destas áreas e deram-lhe uma aparência de erosão. [58][59]

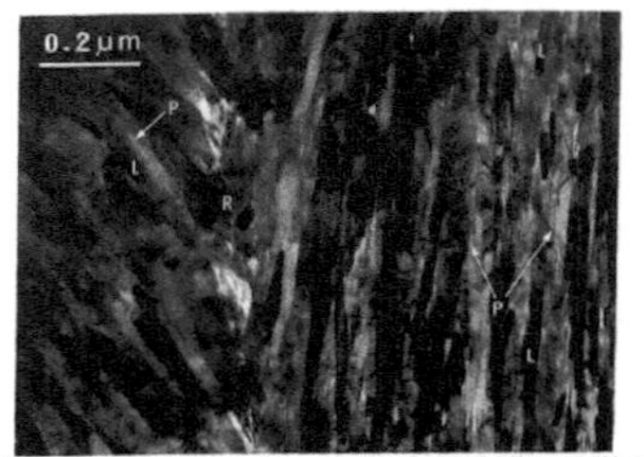
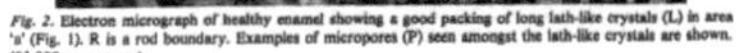

Fig. 2. Electron micrograph of healthy enamel showing a good packing of long lath-like crystals (L) in area 'a' (Fig. 1). R is a rod boundary. Examples of micropores (P) seen amongst the lath-like crystals are shown. (93,000 × approx.)

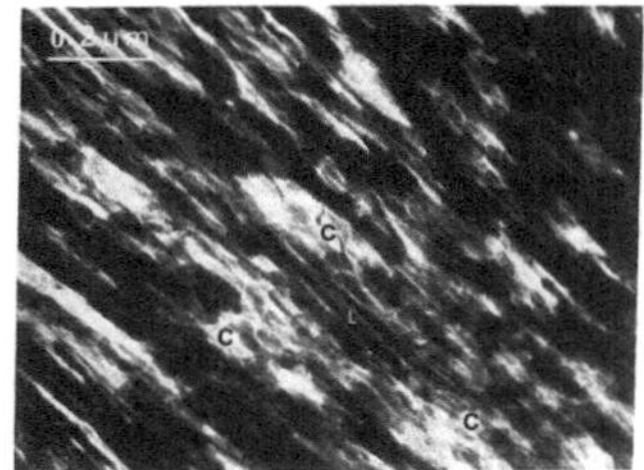

Fig. 6. Electron micrograph (area 'e', Fig. 1) showing erosion and destruction of crystals. Typical areas with shorter crystals (C) and relics of lath-like crystals (L) are labelled. (93,000 × approx.)

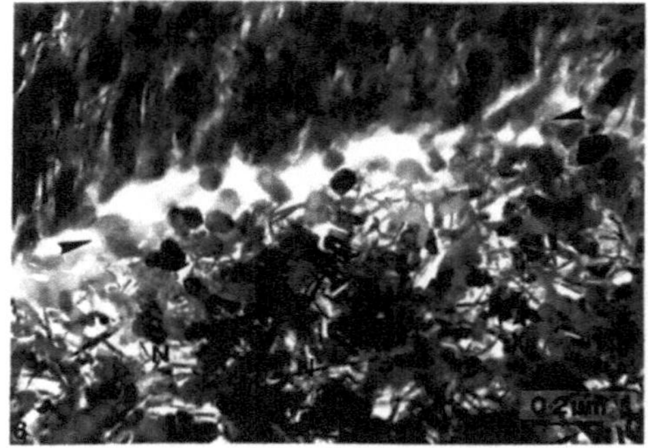

Fig. 8. Transverse section of a brown spot lesion ~1 to 2 μm below the tooth's surface showing randomly oriented needle-shaped crystals (N) in voids away from the prism boundary (arrowed). Note the spherulitic growth at X.TEM (×75,000).

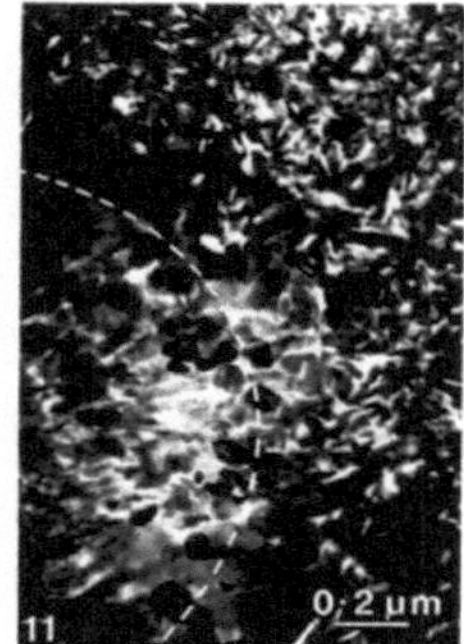

Fig. 11. TEM showing occlusion of space at a prism boundary (dotted) by enlarged crystals in a brown spot lesion (×50,000).

- Esmalte remineralizado

Estudos sobre a condição do esmalte ao redor de aparelhos ortodônticos com e sem terapia de remineralização com flúor lançam luz sobre o processo de desmineralização e remineralização. A microscopia de luz polarizada mostrou que a desmineralização ocorrida foi menos extensa nas áreas periféricas em comparação com a área central da lesão. Após a interação com as modalidades de remineralização com flúor, histologicamente, as áreas limítrofes tornaram-se mais translúcidas. A formação de uma nova camada superficial foi observada em termos de uma zona escura sobreposta a uma lesão subsuperficial estreita, enquanto a zona escura original parecia mais larga, representando uma absorção preferencial de minerais nesta área. Registou-se uma redução acentuada da profundidade da lesão, bem como da porosidade do tecido. [60]

Observou-se, através da MEV, que o esmalte dentário à volta destes aparelhos submetidos a terapêutica com flúor apresentava deposição de produtos de reação do fluoreto de cálcio. Também se observou uma camada aderente de verniz perto do aparelho ortodôntico. A investigação com o espetrómetro de raios X por dispersão de energia mostrou um nível mais elevado de cálcio e de fluoreto nos mesmos espécimes, enquanto que no grupo de controlo se verificou um teor mais elevado de fosfato, o que implica que o teor de fluoreto de cálcio depende de uma diminuição do teor de fósforo. [61]

Os modos de remineralização do flúor e do fosfato de cálcio foram estudados em conjunto para comparar a sua eficácia de remineralização. As investigações SEM mostraram um aumento da deposição de minerais, com uma superfície de esmalte lisa intercalada com bainhas de esmalte e poros no grupo de fluoreto apenas, enquanto um grupo CPP-ACP mostrou uma superfície de esmalte lisa e plana, com menos bainhas e poros. A combinação de fluoreto e grupo CPP-

ACP mostrou a maior quantidade de deposição mineral com mais áreas de superfície lisa do esmalte. Os poros grandes desapareceram, enquanto que os poros de menor diâmetro persistiram, mostrando que, mesmo após uma terapia de remineralização agressiva, uma superfície de esmalte remineralizada não se compara a uma superfície de esmalte sólida. [62]

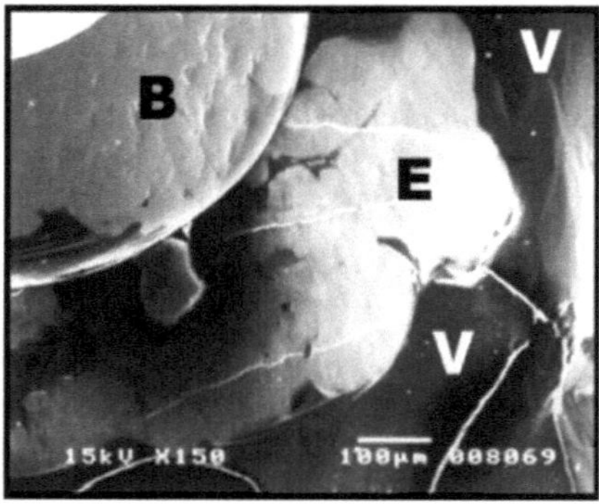

Figure 2. SEM micrograph showing a layer of Duraphat® fluoride varnish (V) adhered to the enamel surface (E) around the attached orthodontic bracket (B). Original magnification: 150X.

Técnicas de prevenção

Apesar do tesouro de agentes disponíveis para a remineralização de lesões incipientes, como profissionais de saúde, é sempre melhor lutar pela prevenção de uma doença do que trabalhar para a sua cura. Neste sentido, a vasta literatura existente sobre as técnicas preventivas ao nosso dispor deve ser pesquisada e estudada cuidadosamente pelos profissionais de saúde dentária.

As diferentes técnicas são descritas a seguir.

- ### Técnicas de fluoretação

O flúor foi estabelecido como um padrão de ouro quando se trata de prevenção ou remineralização de lesões de manchas brancas. Desde então, vários métodos e técnicas de incorporação da terapia com flúor no tratamento ortodôntico fixo foram introduzidos e pesquisados, alguns dos quais são descritos a seguir:

o ### Bochechos com flúor

Os enxaguamentos com fluoreto de sódio e amina foram comparados com um enxaguamento placebo num ensaio aleatório controlado para avaliar a sua eficácia na manutenção de uma boa saúde oral e na prevenção da desmineralização durante o tratamento ortodôntico fixo. Os resultados mostraram que os grupos que praticaram a técnica de bochechos com flúor tiveram 16% menos incidência de desmineralização ao redor dos braquetes, em comparação com os do grupo placebo. [63]

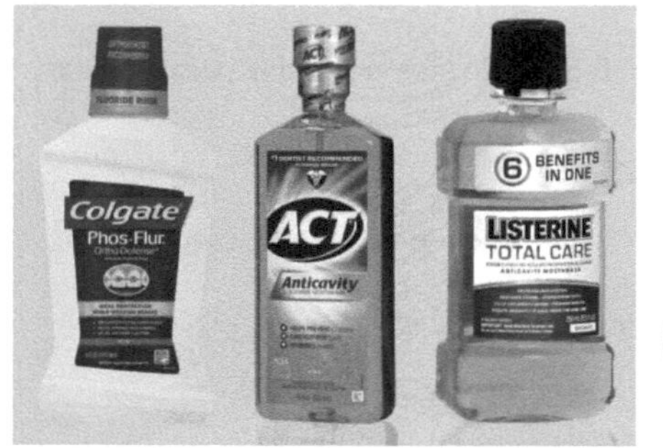
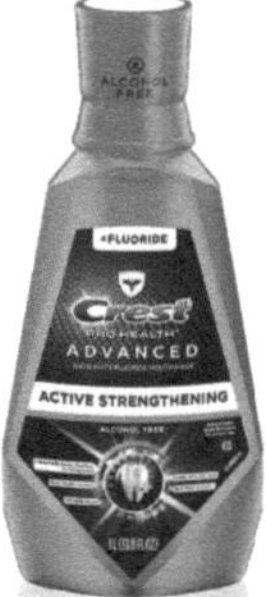

o   <u>Verniz com flúor</u>

O verniz Duraphat (Colgate-Palmolive, Nova Iorque, NY) contém uma elevada concentração de flúor (22.600 ppm F) e demonstrou ser uma terapia de fluoretação e remineralização clinicamente eficaz. Foi efectuado um estudo para comparar a eficácia do Duraphat na prevenção da desmineralização do esmalte à volta dos brackets quando utilizado em diferentes frequências de aplicação, ou seja, de 3 em 3 meses e de 6 em 6 meses. Verificou-se que o verniz fluoretado ajudou na prevenção de WSLs em pacientes com má higiene oral, especialmente em torno dos dentes anteriores maxilares e mandibulares, mas em pacientes com boa higiene oral, a ação preventiva do Duraphat não foi significativa. Também não houve diferença na ação preventiva do Duraphat nas duas frequências de aplicação diferentes. [64]

Um outro estudo efectuado para analisar o efeito do verniz fluoretado e do diamino fluoreto de prata na prevenção da desmineralização em dentes decíduos mostrou que os dois agentes mostraram uma eficácia semelhante na construção de resistência no esmalte decíduo ao processo de desmineralização. [65]

Em adolescentes com aparelhos ortodônticos fixos, a aplicação de verniz fluoretado mostrou uma incidência de formação de LSM tão baixa como 7,4% quando comparada com 25,3% num grupo placebo, mostrando que a aplicação tópica de verniz fluoretado durante o tratamento ortodôntico reduz o risco de formação de LSM e deve ser considerada na prática dentária de rotina. [66]

Foi realizado um ensaio clínico randomizado para avaliar a eficácia do verniz fluoretado na prevenção da formação de WSL pós-ortodôntico, 1 ano após a descolagem. Registou-se uma redução de 50% na prevalência da formação de WSL no seguimento de 1 ano, em comparação com o verniz placebo sem flúor. Ao nível da superfície, houve significativamente menos WSLs remanescentes no grupo de teste em comparação com o grupo placebo. [67]

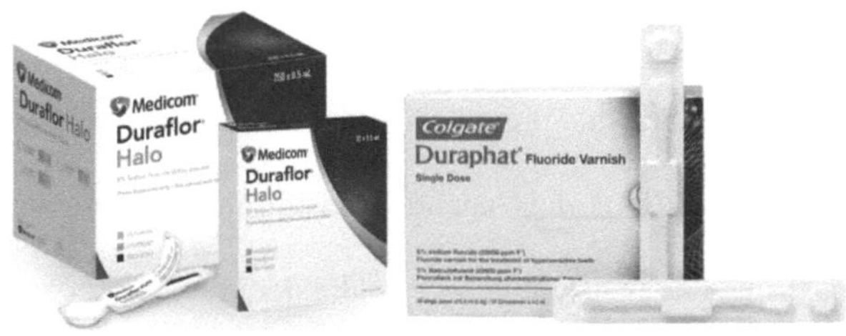

o <u>Pasta de dentes com flúor</u>

Quando submetidos a uma escovagem diária com pasta dentífrica com elevado teor de flúor em adolescentes submetidos a tratamento ortodôntico fixo, verificou-se que a incidência de WSL era significativamente menor em comparação com o grupo de controlo. Os incisivos laterais foram os mais afectados pelas Lábios de Valsas em ambos os grupos. Devido a esta ação preventiva, a pasta de dentes com alto teor de flúor deve ser recomendada durante o tratamento ortodôntico fixo. [68]

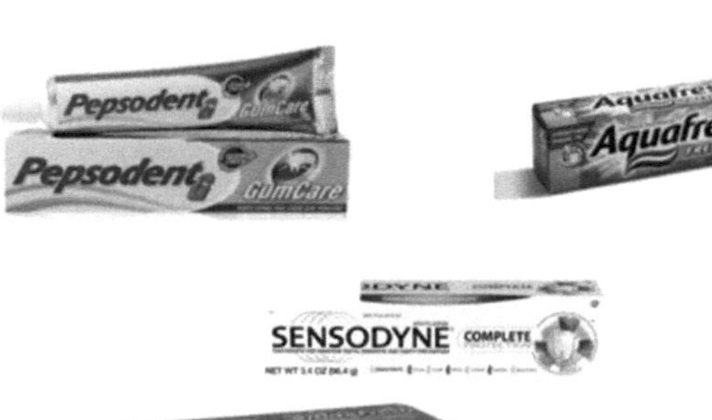

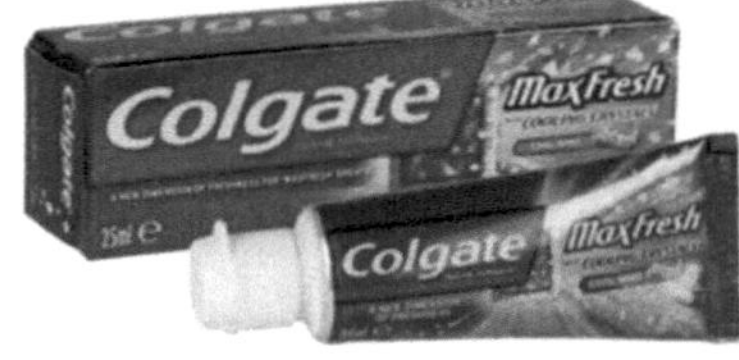

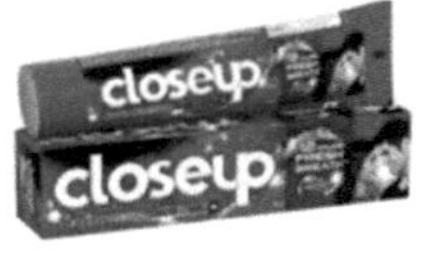

o   Dispositivos intra-orais de libertação de flúor

Uma pérola de vidro à base de carbonato, contendo 13,3% de flúor de vidro, ligada a brackets ortodônticos foi estudada quanto à sua ação preventiva na desmineralização do esmalte em comparação com o grupo de bochechos diários com flúor. Não houve diferença estatisticamente significativa na formação de WSL entre os dois grupos, no entanto, o grupo das esferas de vidro foi associado a um aumento da quebra. [69]

o   Selante de flúor

Os selantes têm sido utilizados durante a ortodontia fixa para prevenir a desmineralização do esmalte à volta dos brackets. O Opalseal (Ultradent) é um selante libertador de flúor com uma boa eficácia na prevenção do WSL. A sua durabilidade foi estudada, e verificou-se que a reaplicação do selante a cada 3,5 meses era necessária para manter a sua ação preventiva. [70]

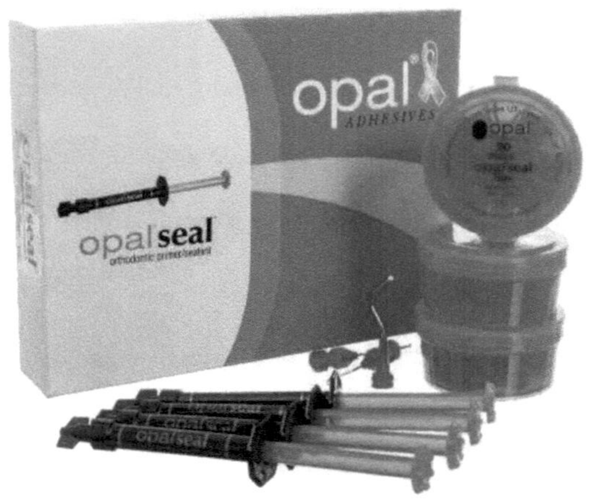

o   <u>Elastómero libertador de flúor</u>

As cadeias e módulos elastoméricos incorporados com flúor que se liberta durante o tratamento têm sido comercializados como uma forma eficaz de prevenir a formação de lesões de manchas brancas, devido à sua proximidade com o esmalte adjacente aos brackets. Estudos separados realizados para testar esta afirmação mostraram que a utilização destes materiais elastoméricos com libertação de flúor é muito eficaz na redução da formação de LME à volta dos brackets ortodônticos, tendo sido observada uma redução de 49% na descalcificação do esmalte. [71][72]

•   Terapias com fosfato de cálcio

Embora a terapia com flúor tenha sido bem sucedida na abordagem do problema da desmineralização do esmalte, é necessário descobrir e estudar modalidades terapêuticas adicionais para se chegar ao agente ou técnica de prevenção e remineralização mais ideal. O fosfopeptídeo de caseína-fosfato de cálcio amorfo (CPP-ACP) é um desses agentes.

Um estudo in vitro realizado para comparar materiais com flúor, magnésio e fosfato de cálcio mostrou que a combinação de uma aplicação única de CPP-ACP juntamente com a escovagem com uma pasta dentífrica fluoretada demonstrou ser a técnica mais eficaz na proteção contra a desmineralização do esmalte, em comparação com o flúor ou o CPP-ACP isoladamente. [73]

MI Paste Plus (GC America, Alsip, Ill) é um agente à base de CPP-ACP que tem sido relatado para reduzir a indução da formação de WSL. As pontuações de descalcificação do esmalte no início e no final do tratamento ortodôntico fixo foram comparadas entre um grupo de pasta MI plus e um grupo placebo. Registou-se uma redução de 53,5% na formação de WSL no grupo da pasta MI plus, enquanto o grupo placebo, que não teve qualquer intervenção preventiva, mostrou um aumento de 91,1% na pontuação das lesões de manchas brancas. [74]

Foi efectuado outro estudo para avaliar a eficácia de um verniz contendo CPP-ACP (verniz MI) no controlo da formação de lesões de manchas brancas à volta dos brackets ortodônticos, em comparação com o verniz de flúor, os colutórios e os dentífricos. Verificou-se que o verniz MI é mais eficiente na prevenção da descalcificação e na redução da profundidade da cárie à volta dos brackets ortodônticos, independentemente de ser utilizado com colutórios ou dentífricos. [75]

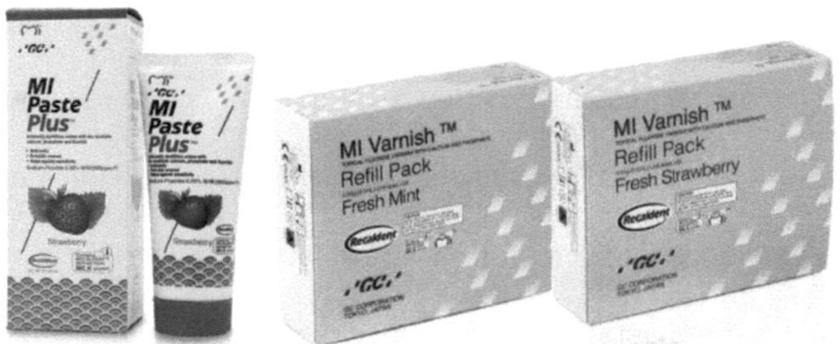

* Irradiação laser

Muitos tipos de lasers biologicamente viáveis foram estudados quanto à sua ação preventiva da cárie após condicionamento do esmalte. A irradiação com laser Er,Cr;YSGG foi estudada quanto à sua capacidade de proteger o esmalte da descalcificação. Verificou-se que, com uma densidade de energia de 62,5 e 125J/cm^2 , este laser foi capaz de aumentar a resistência ácida do esmalte e ter uma ação preventiva contra a formação de cáries. [76]

O laser de CO2 é um dos lasers mais utilizados em tecidos moles e também tem sido estudado como sendo eficaz na prevenção de cáries no esmalte humano. Irradiando a uma energia de 0,4w, 10,6µm e 5Hz em dentes submetidos a tratamento ortodôntico fixo, descobriu-se que houve uma diminuição significativa na extensão e incidência da formação de lesões de manchas brancas em comparação com os dentes do grupo placebo sem laser. Assim, o laser de Co2 provou ser eficaz no condicionamento do esmalte e no aumento da sua resistência à descalcificação. [77]

É do conhecimento geral que o laser Nd:YAG pode aumentar a resistência ácida do esmalte e prevenir a desmineralização. Um estudo in vivo procurou avaliar a eficácia deste laser em combinação com flúor para avaliar a capacidade preventiva da desmineralização conferida por este sistema. Os resultados mostraram uma redução de 39,2% na incidência de cáries in vivo. [78]

- Selantes

Os selantes de esmalte foram introduzidos com o único objetivo de proteger as áreas dos dentes propensas a cáries, evitando a acumulação de resíduos alimentares e placa bacteriana. Convencionalmente utilizados em áreas de selagem de fossas e fissuras, os estudos mostram agora que a aplicação de selantes na superfície do esmalte antes da colagem de brackets para tratamento ortodôntico fixo pode ter uma função protetora contra a formação de lesões de manchas brancas. Verificou-se que a utilização de selantes não viscosos reduziu a extensão da descalcificação do esmalte durante o tratamento ortodôntico fixo em cerca de 13%, sendo os incisivos laterais superiores os mais afectados. Isso mostra que o uso de selantes na terapia ortodôntica fixa pode ajudar na prevenção da desmineralização do esmalte. [79]

Um novo selante, o SeLECT Defence™, foi estudado durante a sua aplicação no procedimento de bracketing quanto ao seu efeito na higiene oral e na descalcificação do esmalte. Descobriu-se que, embora o SeLECT Defence™ tenha ajudado a diminuir a incidência da formação de WSL, não foi estatisticamente significativo quando comparado com uma boa higiene oral e técnicas de fluoretação doméstica. [80]

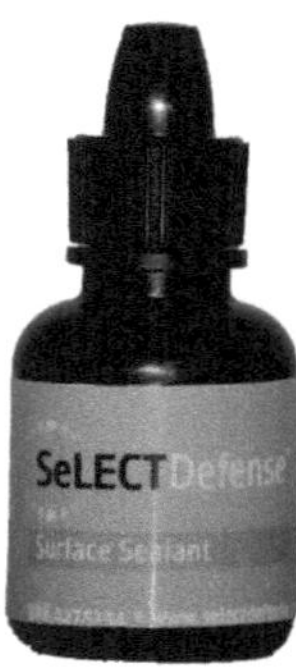

Foi efectuado um estudo in-vitro e in-vivo para avaliar a eficácia do condicionamento ácido convencional e do selante juntamente com o primário autocondicionante na prevenção da descalcificação do esmalte. O estudo in-vitro mostrou uma incidência de WSL de cerca de 50% no grupo do selante apenas e de 100% no grupo do primário autocondicionante. A menor profundidade de lesão foi observada no grupo do selante. O estudo in-vivo mostrou pontuações de descalcificação mais elevadas no grupo do primer autocondicionante. Assim, provando que, embora o primer autocondicionante possa poupar tempo de cadeira e custo do tratamento, o seu fraco desempenho na prevenção da descalcificação do esmalte torna-o uma opção inviável para o tratamento ortodôntico fixo. [81][82]

- Etchants

Foi desenvolvido um novo sistema de condicionamento, incorporando pós de fosfato β-tricálcico e fosfato monocálcico mono-hidratado misturados com ácido cítrico ou ácido fosfórico. Esta técnica de "condicionamento seguro do esmalte" foi estudada quanto à sua ação protetora da desmineralização do esmalte adjacente aos brackets ortodônticos. O estudo demonstrou que o esmalte com o novo condicionador tinha uma resistência ao cisalhamento clinicamente aceitável, juntamente com uma superfície de esmalte intacta sem qualquer resíduo adesivo, em comparação com a ação agressiva do gel de ácido fosfórico isolado. Mostrou também uma diminuição da descalcificação do esmalte, concluindo que este condicionador tem uma função protetora e deve ser mais estudado quanto à sua ação preventiva do WSL. [83]

- Cimentos

Um estudo teve como objetivo o desenvolvimento de um novo cimento multifuncional com capacidades repelentes de proteínas, antibacterianas e de remineralização. Este novo cimento dentário foi estudado in vitro em comparação com os cimentos dentários padrão utilizados e verificou-se que conferiu um aumento da dureza do esmalte juntamente com um maior efeito na inibição da desmineralização do esmalte. Este cimento apresentou a menor profundidade de lesão de mancha branca no esmalte adjacente aos brackets ortodônticos, bem como um aumento da dureza do esmalte, comprovando assim a sua eficácia preventiva relativamente à formação de cáries. [84]

- Técnicas diversas

Para além das técnicas preventivas convencionais discutidas até agora, algumas técnicas não convencionais também têm sido documentadas quanto ao seu potencial para a prevenção da formação de WSL durante a terapia ortodôntica fixa.

o Verniz antibacteriano:

Cervitec é um verniz antibacteriano contendo 1% de clorexidina e 1% de timol, que afecta os níveis de *Streptococcus mutans* na placa bacteriana. A sua ação foi testada na placa bacteriana acumulada adjacente aos brackets ortodônticos num estudo de boca dividida. A aplicação do verniz durante um período de 3 meses resultou numa proporção significativamente menor de estreptococos mutans na microflora da placa bacteriana. Simultaneamente, a incidência de descalcificação do esmalte à volta dos brackets ortodônticos também foi reduzida. [85]

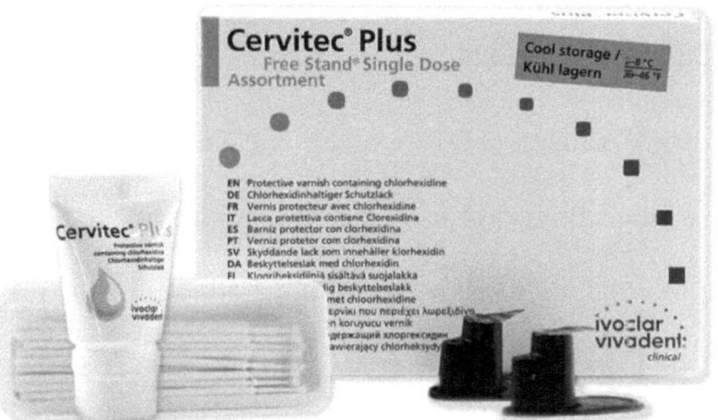

o   <u>Profilaxia da descalcificação sistemática</u>:

Foi realizado um estudo para comparar 4 tipos diferentes de técnicas profilácticas e a sua eficácia na incidência de descalcificação e descolagem prematura durante o tratamento ortodôntico fixo. Este estudo mostrou que a utilização de um sistema em que a seleção e os cuidados eram orientados apenas pela impressão clínica estava associada à maior taxa de descalcificação e descolagem prematura. Os resultados foram estatisticamente significativos quando foi implementado um regime profilático de higiene oral baseado na seleção de pacientes (API < 30%) e em exames regulares de higiene oral durante o tratamento. Quando o índice DMFT foi considerado para além do valor API, e o número de lesões iniciais no início do tratamento foi incluído na seleção dos pacientes, a incidência de descalcificação foi significativamente reduzida ainda mais. [86]

o   <u>Terapia fotodinâmica:</u>

A terapia fotodinâmica (PDT) e a sua eficácia como profiláctica para combater a microflora oral e o seu efeito desmineralizador durante o tratamento ortodôntico fixo foi comparada com a do raspador ultrassónico. Concluiu-se que tanto a PDT como a raspagem ultra-sónica tiveram um efeito semelhante na extensão da descalcificação do esmalte e na inflamação gengival durante e após o tratamento. [87]

<u>TÉCNICAS DE REMINERALIZAÇÃO</u>

Apesar da utilização das mais avançadas técnicas ou agentes preventivos para combater e reduzir a incidência de lesões de manchas brancas durante a terapia ortodôntica fixa, variáveis como a higiene oral pessoal do paciente, a composição da saliva, a dieta e o conteúdo mineral do dente ainda podem causar e propagar a formação dessa desmineralização subsuperficial. Nesses casos, a técnica não invasiva de remineralização é recomendada como modalidade de tratamento de escolha. De seguida, apresentam-se algumas técnicas de fornecimento de agentes de remineralização a estes doentes.

- Dentífricos

Quase todos os dentífricos disponíveis para consumo contêm flúor em diferentes graus de concentração. A ação preventiva da cárie do flúor é cientificamente bem conhecida e documentada. No entanto, foram efectuadas investigações sobre o aspeto remineralizante e de prevenção da cárie do flúor.

Um estudo comparou a eficácia da remineralização do esmalte de um dentífrico contendo 1.450 ppm F utilizado em combinação com um gel tópico fluoretado (12.500 ppm F). Enquanto que tanto o dentífrico apenas como a combinação dentífrico + gel mostraram uma quantidade significativa de redução no tamanho da lesão da mancha branca com a remineralização a ocorrer em toda a profundidade da lesão. A elevada quantidade de flúor na combinação gel + dentífrico proporcionou a taxa máxima de remineralização, mais pronunciada na camada superficial. [88]

O dentifrício combinado de xilitol a 10% e fluoreto de sódio (1.100 ppm F) também foi avaliado em comparação com os dentifrícios que continham apenas fluoreto de sódio (1.100 ppm F) quanto à sua atividade cariostática. O estudo concluiu que a combinação tem mais eficácia na remineralização da dentina do que o fluoreto de sódio sozinho, devido ao aumento da retenção de xilitol na placa bacteriana e à diminuição da produção de ácido na placa bacteriana. [89]

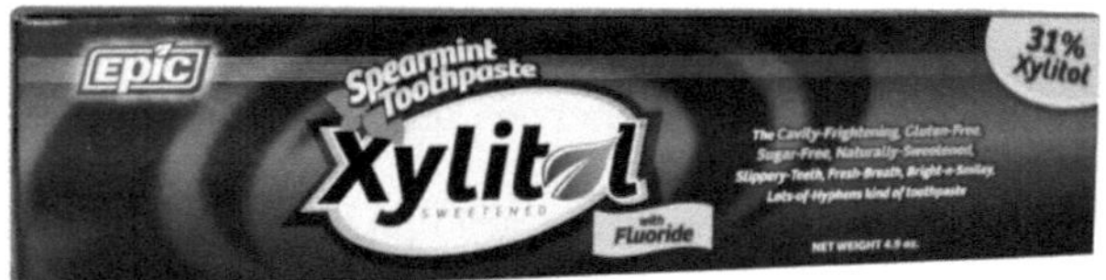

Outro estudo combinou dentifrícios fluoretados com sanguinaria numa fórmula abrasiva de sílica para observar o seu potencial cariostático. O grupo contendo sanguinária combinada com fluoreto de sódio em fórmula abrasiva de sílica apresentou maior escore de microdureza e eficácia na remineralização de lesões de manchas brancas do que o dentifrício com monofluorofosfato de sódio como fonte de fluoreto. [90]

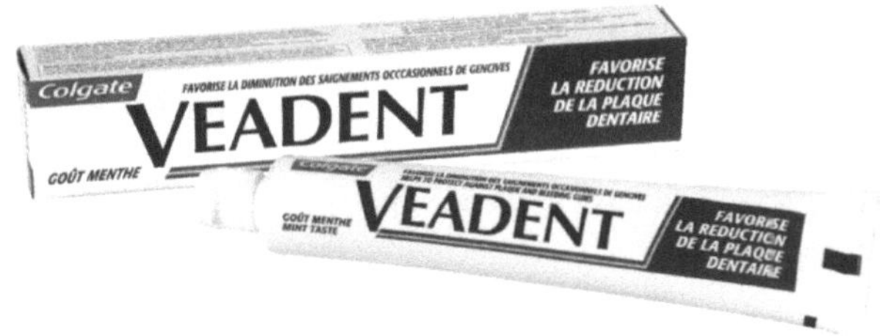

•

Os enxaguatórios bucais são um veículo eficaz para a propagação de agentes de remineralização por toda a cavidade oral. Um estudo in-situ avaliou o potencial de remineralização do fluoreto de sódio com ppm variáveis de F num bloco de esmalte com uma lesão incipiente pré-existente do esmalte, em comparação com o controlo e a combinação de β-fosfato tricálcico e fluoreto. Os resultados mostraram que a adição de β-fosfato tricálcico a um enxaguamento aquoso com fluoreto contendo um mínimo de 225 ppm de F teve um efeito cariostático significativo nas lesões de manchas brancas. Isto provou que a combinação de um baixo nível de flúor com um secundário como o fosfato β-tricálcico pode ser uma alternativa adequada às modalidades de tratamento que utilizam níveis mais elevados de flúor. [91]

Foi realizado um estudo com idosos institucionalizados para comparar os enxaguamentos de fluoreto de amina com a clorexidina em termos de higiene oral e atividade cariostática. O estudo concluiu que, apesar de não ser estatisticamente significativo, o grupo do fluoreto de amina apresentou um melhor desempenho no índice de placa e gengival, enquanto ambos os enxaguamentos tiveram um efeito de remineralização eficaz nas cáries de superfície lisa. [92]

O enxaguamento bucal com fluoreto de amina também foi investigado numa comparação entre regimes de intervenção com 2 e 3 fluoretos num dia. Os 2 momentos de flúor incluíram a escovagem duas vezes por dia com um dentífrico de fluoreto de amina, enquanto os 3 momentos por dia incluíram um bochechos uma vez por dia com fluoreto de amina (250ppm F). Embora o esmalte não tenha mostrado uma diferença estatisticamente significativa na perda mineral do esmalte entre os dois grupos, houve um efeito de remineralização melhorado na dentina, com um aumento significativo na presença de flúor estruturalmente ligado na dentina. [93]

As lesões incipientes do esmalte criadas in-vitro foram sujeitas a diferentes concentrações de estanho e flúor em elixires bucais num estudo, com as concentrações de estanho a variar entre 800-2800ppm e a concentração de flúor entre 250-500ppm. Todas as concentrações de ambos os elixires bucais foram capazes de reduzir a desmineralização significativa, tendo a melhor redução sido conseguida com o elixir bucal que continha 2800 ppm de estanho e 500 ppm de flúor. As concentrações variáveis de estanho não apresentaram uma diferença significativa entre si na sua eficácia de remineralização e, por conseguinte, podem ser consideradas concentrações mais baixas de colutórios de estanho para os colutórios clinicamente disponíveis. [94]

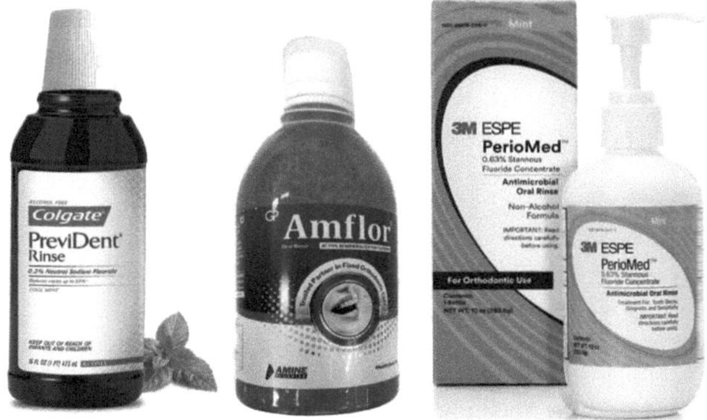

- Agentes tópicos

Para além dos dentífricos e bochechos comercialmente disponíveis e utilizados, os agentes tópicos que servem de meio para os agentes remineralizadores num ambiente clínico e pessoal são também um esforço produtivo, testado da seguinte forma nos estudos assim descritos.

Num modelo in-vitro, o verniz de tetrafluoreto de titânio a 4% (TiF4) foi comparado com outros vernizes fluoretados com base no seu potencial de remineralização de lesões incipientes do esmalte. O estudo mostrou que, apesar de todos os grupos de vernizes serem igualmente eficazes na prevenção de cáries de superfície lisa, o verniz TiF4 foi capaz de travar significativamente a desmineralização e promover a remineralização das lesões de manchas brancas e melhorou a dureza do esmalte da superfície. [95]

 Outro estudo investigou a gestão de lesões de manchas brancas pós-ortodônticas ao longo de um curso de acompanhamento de 3 anos, utilizando uma pasta de CPP-ACP a 10% contra um grupo de controlo de dentífrico com flúor apenas. Embora o CPP-ACP tenha aumentado a remineralização da desmineralização subsuperficial do esmalte, foi estatisticamente significativo do que o tratamento normal com pasta dentífrica com 1.450 ppm de flúor na melhoria da aparência das lesões de manchas brancas após 3 anos. [96]

Em contraste, foi realizado um ensaio de controlo aleatório que comparou a Tooth Mousse (pasta CPP-ACP) em combinação com um dentífrico fluoretado padrão em comparação com o dentífrico fluoretado isolado, para avaliar o seu potencial de remineralização de lesões de manchas brancas em pacientes ortodônticos. O estudo concluiu que a adição da Tooth Mousse a um dentífrico fluoretado aumentou significativamente o seu efeito de remineralização. [97]

Num estudo semelhante, a Tooth Mousse (pasta CPP-ACP), a MI Paste Plus (CPP-peptídeo de fluoreto de cálcio amorfo; CPP-ACFP) e o Duraphat (verniz de flúor) foram comparados quanto ao seu efeito de remineralização em lesões de manchas brancas pré-existentes. A investigação prospetiva mostrou que o CPP-ACFP foi superior na remineralização das lesões incipientes, seguido do verniz de flúor e, por último, do CPP-ACP. Não houve efeito sobre as cáries presentes nas fossas e fissuras. [98]

Uma pasta experimental, Nanop Plus, contendo 10% de nanopartículas de hidroxiapatite e flúor (0,2%NaF) foi desenvolvida e estudada quanto à sua ação preventiva contra a desmineralização e ao seu potencial de remineralização. Nanop Plus mostrou a redução mais significativa da desmineralização da dentina e o aumento da remineralização do esmalte em comparação com o placebo e a pasta MI Plus (CPP-ACFP). [99]

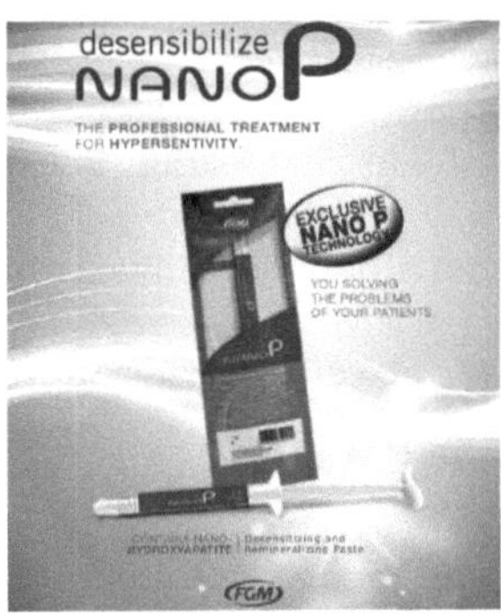

- Agentes mastigadores

As gomas de mascar ou os palitos são um veículo potencialmente eficiente para a incorporação de agentes de remineralização na superfície dentária. Foi realizado um estudo aleatório in-situ em que os indivíduos usaram aparelhos palatinos contendo amostras de esmalte com lesões incipientes. Gomas de mascar sem açúcar contendo CPP-ACP foram mastigadas quatro vezes por dia durante 14 dias, após os quais as placas de esmalte foram analisadas para medição do nível de remineralização. Descobriu-se que a adição de CPP-ACP a gomas à base de sorbitol ou xilitol em concentrações variáveis aumentou a remineralização de lesões de manchas brancas. Quanto maior a concentração de CPP-ACP nas gomas, maior foi o potencial de remineralização. [100]

Os miswak ou paus de mastigar são utilizados em muitos países como uma forma de dispositivo de limpeza nos cuidados de saúde oral. Foi efectuado um estudo para avaliar o efeito dos miswaks impregnados com flúor nas lesões de manchas brancas em pacientes que foram submetidos a tratamento ortodôntico. Os resultados mostraram que o uso frequente de miswaks fluoretados teve um efeito remineralizante na lesão de mancha branca e pode ser um potencial veículo para outros agentes remineralizantes na prevenção e tratamento de lesões de mancha branca. [101]

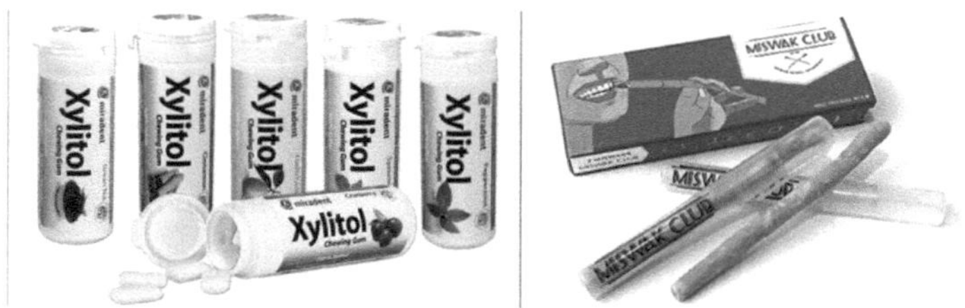

- Adesivos

A utilização de resina de baixa viscosidade para infiltrar a lesão superficial do esmalte e impedir que as bactérias e os ácidos se propaguem para o interior do material dentário tem sido proposta como um modo de tratamento das lesões de manchas brancas. Um estudo in-vitro observou esta afirmação e verificou-se que o efeito de mascaramento da infiltração de resina tinha um efeito decente, mas inconsistente, na cicatrização de lesões de manchas brancas, onde mascarava completamente algumas lesões, enquanto outras eram apenas parcialmente mascaradas ou inalteradas. [102]

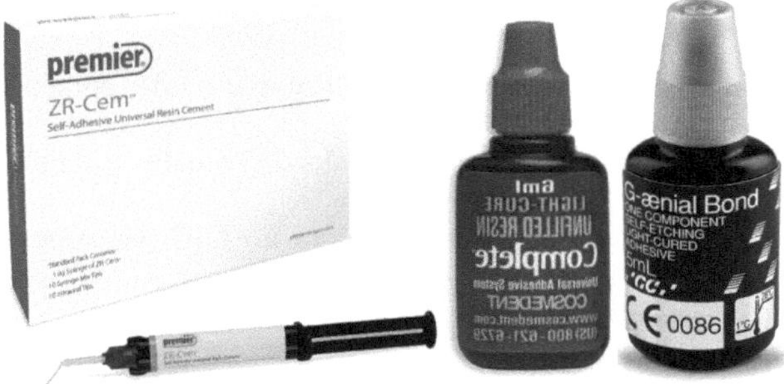

Foi também efectuado um estudo controlado e aleatóric para avaliar o método de infiltração de resina na redução da área da lesão da mancha branca. A comparação fotográfica mostrou que a infiltração de resina melhorou significativamente a aparência clínica da lesão de mancha branca e pode ser usada para mascarar estas lesões incipientes inestéticas em pacientes submetidos a tratamento ortodôntico fixo. [103]

O vidro bioativo dopado com prata e zinco contendo primários ortodônticos foi testado quanto à sua propriedade antibacteriana e eficiência de remineralização na gestão de lesões de manchas brancas que ocorrem devido ao tratamento ortodôntico fixo. Ambos os grupos de primers dopados com 1% de prata e 1% de zinco mostraram uma propriedade de remineralização dramática, onde o grupo de primers dopados com prata teve a maior eficiência [104]

O extrato de grainha de uva é uma fonte rica em Proantocianidina (PA) que, segundo consta, aumenta a reticulação do colagénio e fortalece os tecidos. Um estudo in-vitro realizado para comparar a eficiência da remineralização de cimentos de ionómero de vidro contendo extrato de grainha de uva com GICs convencionais mostrou que o GIC contendo grainha de uva mostrou maior remineralização de esmalte e dentina danificados e a incorporação de grainha de uva no GIC não afectou significativamente a sua microdureza. [105]

•

O condicionamento do esmalte com laser foi estudado com sucesso e provou que aumenta a resistência ácida do esmalte e reduz o risco de desmineralização. Foi efectuado outro estudo para testar o potencial da combinação de laser Er;YAG e MI mais pasta (CPP-ACP) no tratamento de lesões de manchas brancas pré-existentes que ocorrem devido ao tratamento ortodôntico fixo. Verificou-se que esta combinação foi bem sucedida no tratamento de lesões incipientes do esmalte e melhorou significativamente a microdureza do esmalte desmineralizado. [106]

- Diversos

A fluoretação da água pública tem sido um esforço bem sucedido na melhoria da saúde oral de uma população. Outra alternativa proposta em vez da fluoretação da água, por um pediatra suíço Ziegler (1953), é a fluoretação do leite. Um estudo in-vitro foi conduzido para observar a eficácia da fluoretação do leite na remineralização do esmalte. Os resultados mostraram que em F acima de 1,0 ppm, todas as concentrações de leite contendo flúor mostraram um potencial de remineralização promissor. [107]

O branqueamento das superfícies dentárias também tem sido proposto como uma modalidade de tratamento alternativa para o tratamento de lesões de manchas brancas pós-ortodônticas. Um estudo avaliou o efeito do clareamento externo na aparência estética de dentes com lesão de mancha branca, utilizando um colorímetro. A cor e a luminosidade das lesões incipientes melhoraram significativamente após a realização do protocolo de branqueamento externo, ajudando a camuflar com sucesso as lesões de manchas brancas pós-terapia ortodôntica fixa. [108]

Outro estudo que utilizou a avaliação colorimétrica testou a combinação do clareamento externo com a fluoretação. O branqueamento em consultório, juntamente com a fluoretação, diminuiu significativamente a diferença de cor entre o esmalte sadio e as áreas de lesões de manchas brancas, atenuando assim a conspicuidade das lesões

de manchas brancas pós-ortodônticas. [109]

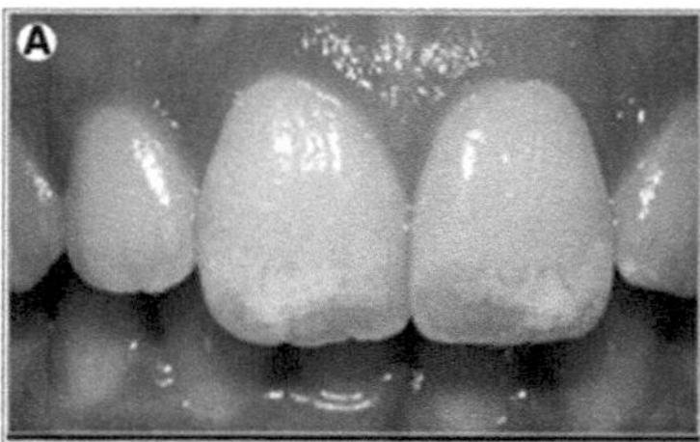

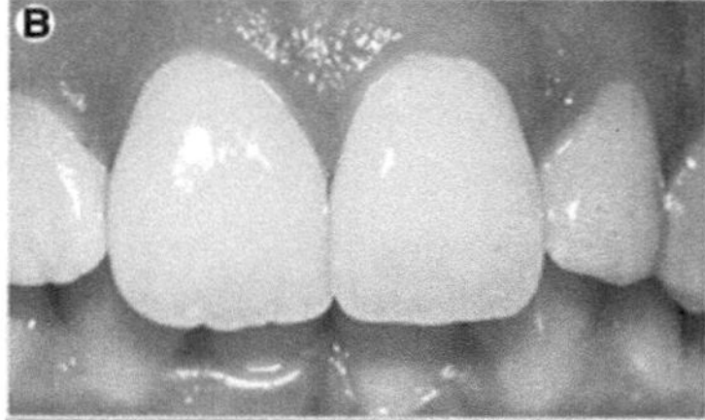

Figure 5. (A and B) Effect of the whitening procedure on lesions with mild/moderate fluorosis. (Color version of figure is available online.)

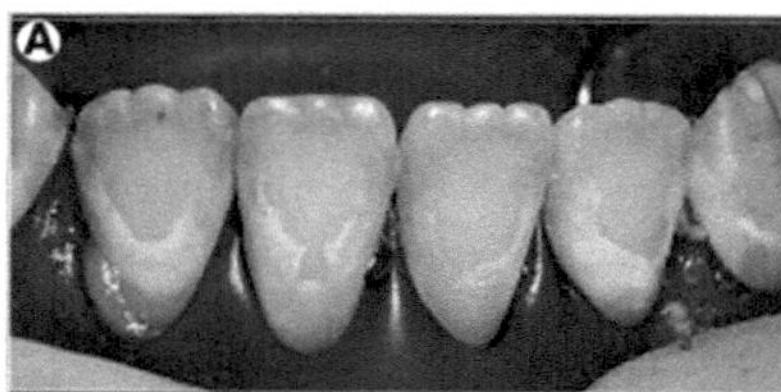

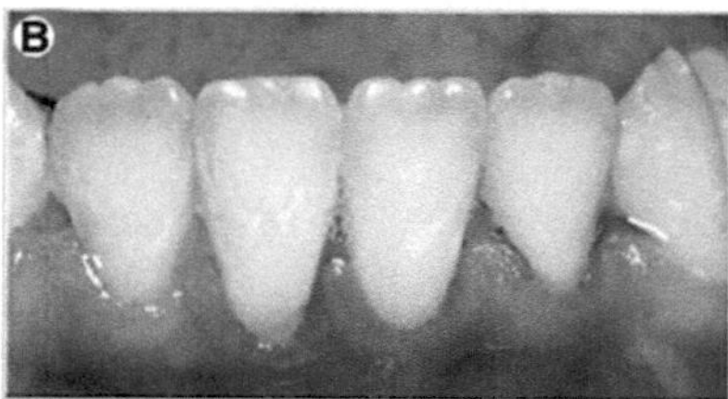

Figure 6. (A and B) Effect of microabrasion procedure on white spot lesions, performed 8 weeks following orthodontic treatment. (Color version of figure is available online.)

Outro método de tratamento das lesões de manchas brancas mencionado na literatura é a micro-abrasão da superfície do esmalte para diminuir a conspicuidade das lesões. Um estudo utilizou uma combinação de micro-abrasão com pasta CPP-ACP em comparação com apenas micro-abrasão e apenas CPP-ACP no valor de fluorescência da lesão de mancha branca, que era uma indicação do conteúdo mineral do tecido. O estudo concluiu que a pasta CPP-ACP, por si só, não melhorou significativamente o valor de fluorescência das lesões de manchas brancas, enquanto a micro-abrasão juntamente com a terapia CPP-ACP teve um efeito significativo na regressão das lesões de manchas brancas. [110]

<u>**Avanços nos agentes de remineralização**</u>

A ciência, especialmente a medicina, esforça-se sempre por investigar e desenvolver novas formas de tratamento para simplificar e elevar a qualidade de vida. Com esse objetivo em mente, tem havido um avanço significativo na melhoria dos agentes de remineralização existentes, bem como na descoberta e invenção de novos agentes. Alguns desses novos agentes de remineralização são descritos a seguir.

- Quitosano

O quitosano é um polímero derivado da acetilação da quitina, uma substância natural que se encontra na carapaça dos artrópodes. Recentemente, tem sido estudado como um material biomimético devido à sua biocompatibilidade, biodegradabilidade, fácil disponibilidade e não toxicidade. Foi demonstrado que o quitosano tem propriedades de remineralização do esmalte devido ao seu elevado teor de azoto, que lhe permite transportar iões de cálcio e fosfato.

Num ensaio de ciclagem de pH in-vitro, a concentração e o tempo de ação do quitosano foram estudados quanto ao seu efeito na desmineralização e remineralização do esmalte. Descobriu-se que o quitosano inibia a libertação de fósforo e actuava como uma barreira contra a penetração de ácido, reduzindo assim a taxa de desmineralização do esmalte. [111]

Foi efectuado outro estudo in-vitro para observar a remineralização de lesões subsuperficiais induzidas artificialmente e pré-tratadas com quitosano. Os resultados do teste de microdureza mostraram que o quitosano melhorou a eficácia da remineralização quando utilizado apenas com biovidro ou com uma combinação de biovidro e ácido poliacrílico. O microscópio eletrónico de varrimento mostrou deposições de forma irregular e uma subsuperfície relativamente mais densa, representando uma remineralização ativa.[112] O complexo quitosano-bioglass também mostrou uma maior reparação mineral, bem como uma maior recuperação da microdureza da superfície e da subsuperfície, em comparação com os agentes de remineralização habituais e os grupos de controlo num estudo in vitro sobre a remineralização de lesões de manchas brancas. Assim, esta combinação pode ser útil como alternativa às práticas clínicas padrão de prevenção e remineralização. [113]

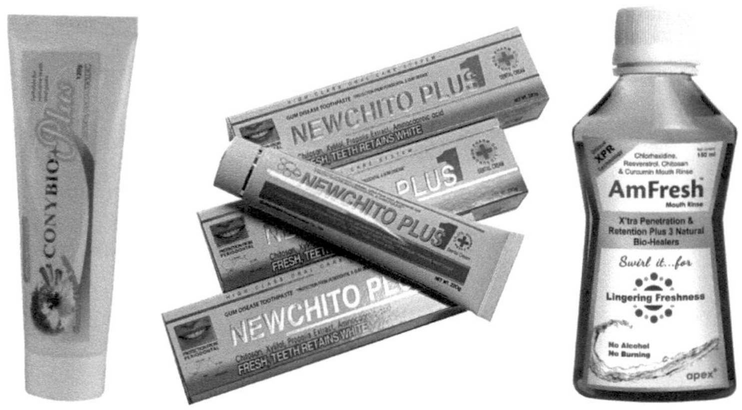

*   Péptido de auto-montagem

Curodont™ repair, o nome comercial do péptido de auto-montagem P11-4, tem a propriedade de se difundir na lesão subsuperficial e induzir a remineralização biomimética com novos cristais de hidroxiapatite utilizando iões de cálcio e fosfato fornecidos pela saliva.

Um estudo in-vitro avaliou a eficácia do P11-4 na remineralização de lesões de manchas brancas quando armazenado em agente remineralizador ou água. As medições DIAGNOdent e de fluorescência efectuadas, bem como a visualização da superfície através de microscopia eletrónica de varrimento, mostraram que o Curodont foi eficaz em todas as amostras com uma taxa de remineralização de 93% das lesões de manchas brancas. [114]

Foi efectuado outro ensaio clínico aleatório para comparar a capacidade de remineralização do P11-4 com o verniz fluoretado Duraphat quando utilizado em cáries precoces do esmalte. Verificou-se que o peptídeo auto-montante reduziu a área da lesão de mancha branca de forma muito mais significativa do que o verniz de flúor contendo um elevado número de ppm de flúor. [115]

Finalmente, num ensaio clínico para estudar a eficácia do P11-4 em combinação com o flúor em relação ao flúor sozinho na remineralização de lesões de esmalte adjacentes a brackets ortodônticos colados. Foram efectuadas medições de fluorescência quantitativa da luz (QLF) após 30 dias de estudo e verificou-se que a aplicação do P11-4 juntamente com o verniz fluoretado tinha uma eficácia de remineralização significativamente superior quando comparada com o verniz fluoretado isoladamente. [116]

- Nanotecnologia

Um estudo analisou o poli(amido amida) (PAMAM) em combinação com nanopartículas de fosfato de cálcio amorfo (NACP). Verificou-se que o PAMAM absorve iões de cálcio e fosfato para ajudar a ativar a remineralização, enquanto o NCAP mostrou neutralização de ácido e libertação de iões Ca e P. A revisão mostrou que a combinação de PAMAM e NCAP teve maior eficiência de remineralização do que qualquer um dos agentes isoladamente. O complexo PAMAM+NCAP também mostrou estabilidade de remineralização a longo prazo, mesmo em condições ácidas, com a dureza da dentina remineralizada comparável à do tecido saudável. [117]

Outro estudo procurou obter uma remineralização biomimética do esmalte estimulando as proteínas da matriz do esmalte, como a amelogenina. O carboximetilquitosano (CMC) e o alendronato (ALN) foram combinados e incorporados para estabilizar o fosfato de cálcio amorfo, formando nanopartículas de CMC/ACP. A matriz CMC-ALN foi decomposta com hipoclorito de sódio para gerar nanopartículas de hidroxiapatite (HAP)@ACP. Por fim, foi utilizada glicina 10 mM para orientar as nanopartículas HAP@ACP para se organizarem de forma ordenada em cristais de apatite em forma de bastão, conseguindo assim uma remineralização biomimética ativa do esmalte gravado com ácido. Os resultados mostraram que as proteínas derivadas das proteínas da matriz do esmalte, como a amelogenina, são um nicho crucial no estudo da biomineralização e subsequente remineralização do esmalte. [118]

As moléculas de nano-hidroxiapatite (nHAP) são um novo agente desenvolvido, que mostra uma taxa de libertação de iões Ca superior e uma capacidade de remineralização retratada pelo próprio dente, sem os efeitos secundários que advêm do uso prolongado de flúor. Num estudo, o nHAP foi dopado com 25% e 50% de estrôncio para ser utilizado como agente tópico para observar a sua eficácia de remineralização. Os resultados mostraram que os grupos Sr-nHAP tinham um aumento da cristalinidade e uma maior estabilidade celular em comparação com o nHAP puro, tornando-o mais não tóxico e, por conseguinte, mais biocompatível do que o nHAP isolado. Verificou-se um aumento da rugosidade da topografia da superfície e os espécimes de teste tiveram um bom desempenho nos testes de microdureza, provando que o nHAP dopado com Sr pode ser estudado como uma modalidade de tratamento inovadora para a remineralização de lesões de manchas brancas. [119]

A 2-metacriloiloxietilfosforilcolina (MPC) tem propriedades antibacterianas e resistência à formação de camadas proteicas, enquanto as nanopartículas de vidro bioativo mesoporoso (MBN) têm capacidade de remineralização. Foi realizado um estudo para observar o efeito combinatório da MPC e da MBN num agente de ligação ortodôntico contra a desmineralização do esmalte. Os resultados mostraram que a adição de MPC e MBN proporcionou uma ação anti-cariogénica e repelente de proteínas, bem como inibiu e reduziu a taxa de desmineralização, proporcionando assim uma fonte alternativa de prevenção, bem como uma modalidade de tratamento para lesões de manchas brancas. [120]

Os nanocomplexos de fosfopéptido de cálcio amorfo e fosfato de cálcio estabilizado (CPP-ACP) são uma nova nanotecnologia biomimética que actua como veículo de iões de cálcio e fosfato dos complexos ACP salivares para promover a remineralização e a reparação. Foi efectuado um estudo in-situ para avaliar a capacidade do CPP-ACP em combinação com o SnF2 de fornecer uma cobertura de nanofilamentos no esmalte para induzir a remineralização de cáries precoces do esmalte. O estudo provou que o SnF2 estabelece ligações cruzadas com o CPP-ACP para estabilizar complexos que melhoram a entrega de cálcio e fosfato ao material dentário, aumentam a ligação e a incorporação de iões e, em geral, proporcionam uma modalidade de remineralização superior. [121]

- Péptido derivado da amelogenina

Prevê-se que as proteínas da matriz do esmalte tenham um efeito importante no domínio da remineralização biomimética do esmalte. Uma das PEMs mais importantes é a Amelogenina, que se acredita promover a mineralização e a modulação da estrutura nanocristalina do fosfato de cálcio. Várias proteínas biomiméticas derivadas de resíduos de amelogenina revelaram excelentes propriedades de remineralização.

Um estudo investigou o efeito combinado do flúor e de um péptido derivado da amelogenina, denominado QP5, na remineralização de cáries precoces do esmalte induzidas artificialmente. O péptido QP5 tem a propriedade de se ligar à hidroxiapatite e estabilizar temporariamente a formação de fosfato de cálcio amorfo. Em combinação com o flúor, direccionou a transferência do esmalte desmineralizado para cristais de hidroxiapatite, mostrando um aumento da microdureza, uma diminuição da perda de mineral devido à desmineralização e uma menor profundidade da lesão. [122]

O péptido de amelogenina rico em leucina (LRAP), derivado do gene da amelogenina com splicing, demonstrou precipitar e regular a formação de cristais de hidroxiapatite. Um estudo avaliou o efeito do LRAP fosforilado e não fosforilado na formação do esmalte em linhas celulares semelhantes a ameloblastos e culturas ex-vivo de germes molares pós-natais. O estudo mostrou que a formação mineral foi induzida em todos os modelos pelo LRAP fosforilado, enquanto o LRAP não fosforilado afectou a formação de hidroxiapatite aumentando o comprimento do HAP e a organização das células semelhantes a ameloblastos. Assim, as LRAP podem servir como uma potencial mina de ouro no estudo e desenvolvimento de novos agentes de remineralização. [123]

Outro estudo combinou o quitosano e o péptido derivado da amelogenina QP5 num modelo de hidrogel para observar o seu efeito inibidor sobre as bactérias cariogénicas e a indução da remineralização em lesões incipientes. Após uma série de ciclos de pH, a microdureza, o microscópio de luz polarizada e as medições de microrradiografia transversal mostraram que o hidrogel de quitosano contendo o péptido QP5 apresentou uma recuperação de 50% da microdureza. Profundidades de lesão mais pequenas, menos perda de minerais e mais conteúdo mineral. [124]

- Diversos

O ácido poli-γ-glutâmico (PGGA) é um biopolímero, proveniente de sementes de soja fermentadas e tem sido utilizado na medicina para prevenir a osteoporose. É biodegradável e não tóxico, tendo sido relatado que reabsorve iões de cálcio no intestino. Foi demonstrado que inibe a dissolução da hidroxiapatite e tem um efeito protetor no esmalte dentário. Assim, foi realizado um estudo para determinar o potencial inibidor da desmineralização e a eficácia de remineralização do PGGA no esmalte dentário humano em comparação com uma solução de fluoreto de sódio. Verificou-se que o PGGA a 2% era mais eficaz do que o NaF, formando uma camada protetora na superfície do esmalte para prevenir e diminuir a desmineralização e aumentar a remineralização de lesões de manchas brancas. [125]

A agarose é um polissacárido de ocorrência natural que tem sido utilizado como matriz para a formação de cristais. Foi efectuado um estudo para avaliar a capacidade de remineralização biomimética de um modelo de hidrogel de agarose num esmalte gravado com ácido. O microscópio eletrónico de varrimento mostrou um aumento das deposições minerais no esmalte desmineralizado e um aumento da densidade do conteúdo mineral, resultando numa superfície lisa, provando assim que o modelo de hidrogel de agarose pode ser uma via promissora a explorar na remineralização de cáries precoces do esmalte. [126]

A tuftelina é uma proteína não amelogenina obtida da junção dentina-esmalte e é sintetizada pelos ameloblastos durante o desenvolvimento inicial do germe dentário. Descobriu-se que a tuftelina tem uma sequência de ligação ao cálcio, que foi testada quanto à sua eficácia na remineralização do esmalte num estudo in-vitro. Os peptídeos derivados da tuftelina foram comparados com o fluoreto de sódio num modelo de ciclagem de pH, em que o grupo TDF mostrou um aumento da recuperação da microdureza e uma diminuição da profundidade da lesão com menos perda mineral, mostrando que o TDP pode ser utilizado pela sua propriedade de recristalização na gestão de lesões incipientes. [127]

Entre a região da fosfoproteína dentinária presente na frente de mineralização da dentina encontra-se uma região que consiste em múltiplas repetições da sequência aspartato-serina-serina (DSS). Esta região peptídica é conhecida por se ligar ao fosfato de cálcio com uma afinidade muito elevada. Um péptido 8DSS, sintetizado pela Ontores biotechnologies, foi estudado quanto ao seu potencial de remineralização num modelo de rato com cárie precoce do esmalte. Os resultados mostraram um efeito de remineralização comparável ao do fluoreto de sódio, in vivo. [128]

<u>**AVANÇOS NAS TÉCNICAS DE REMINERALIZAÇÃO**</u>

A incorporação de novos agentes de remineralização na cavidade oral requer suportes sob a forma de dentífricos, vernizes ou materiais dentários para ser eficaz. Os estudos seguintes mostram as várias técnicas de utilização destes agentes, bem como algumas técnicas inovadoras que utilizam agentes de remineralização convencionais.

- Dentifrícios

Um novo dentífrico chamado BioMin™ F contendo biovidro com inclusão de flúor foi avaliado num estudo in-vitro quanto ao seu potencial de remineralização quando aplicado a lesões de cárie artificiais. Em comparação com os grupos de controlo de água destilada e pasta dentífrica com flúor, a pasta dentífrica BioMin F apresentou o valor mais elevado de microdureza superficial pós-remineralização, devido à grande formação de fluorapatite causada pela interação entre os iões de cálcio e fosfato libertados do biovidro e o flúor. Assim, a combinação de bioglass com flúor é extremamente eficaz no tratamento de lesões de manchas brancas. [129]

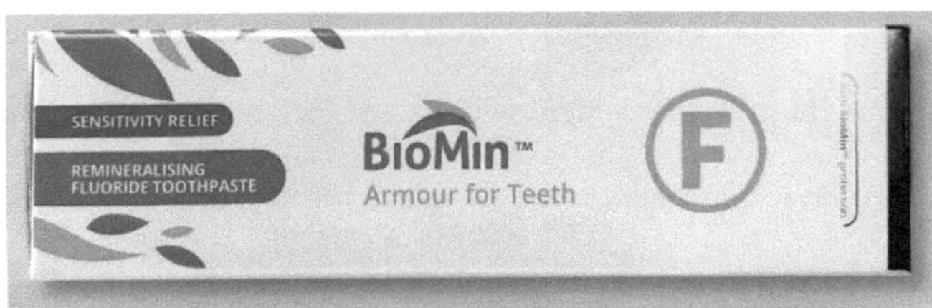

O Biosmalto é outro novo dentífrico disponível no mercado que contém hidroxiapatite bioactiva (fluorhidroxiapatite). Os espécimes liofilizados deste dentífrico demonstraram a presença de sílica, hidroxiapatite biomimética dopada com iões carbonato, magnésio, estrôncio e flúor, juntamente com quitosano e xilitol, constituindo todos os agentes bioactivos que induzem a remineralização. A microscopia eletrónica de varrimento e a microradiografia mostraram que o dentífrico é eficaz na remineralização de cáries incipientes do esmalte através da deposição de uma nova fase cristalina em continuação com os cristais pré-existentes no esmalte, bem como na oclusão dos túbulos dentinários. [130]

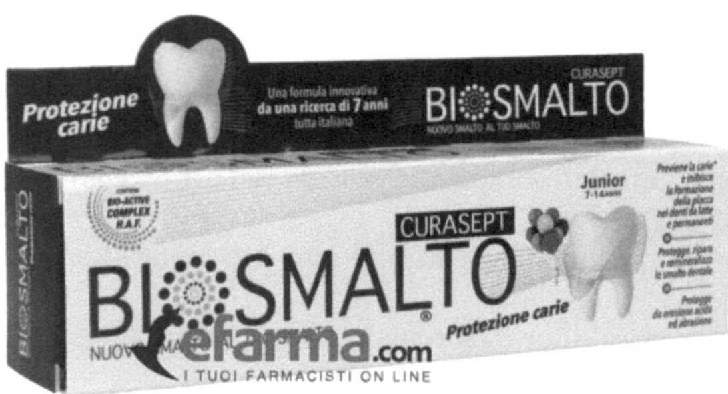

- Materiais de restauração

A combinação flúor-bioglass demonstrou ser altamente eficaz na remineralização de lesões incipientes, devido à formação de cristais de fluorapatite. A incorporação desta combinação em materiais dentários pode reduzir a ocorrência de desmineralização, bem como reforçar a remineralização. Avaliações por microscopia eletrônica de varredura e xeroradiografia, realizadas em um estudo in-vitro, mostraram que adesivos ortodônticos contendo a combinação de biovidro e flúor formaram cristais de apatita altamente orientados na superfície do adesivo, com uma melhora na qualidade da apatita formada ao longo do tempo. Se utilizado na prática ortodôntica rotineira, esse adesivo pode diminuir a taxa de desmineralização e consequente formação de lesões de mancha branca ao redor dos braquetes.[131] Outro estudo utilizando resina de colagem contendo vidro bioativo com flúor gráfico (FGtBAG) foi avaliado in vivo e demonstrou ter uma maior atividade antibacteriana e capacidade de liberação de flúor em comparação com o motivo de colagem controle. Não se registaram diferenças significativas entre as propriedades mecânicas das duas resinas, o que demonstra que o FGtBAG pode ser uma alternativa viável às resinas de ligação convencionalmente utilizadas. [132]

Estudos recentes demonstraram que as nanopartículas de triclosan são uma alternativa emergente aos agentes antibacterianos convencionalmente utilizados. Os nanotubos de halloysite são argilas mesoporosas de aluminossilicato que podem atuar como nano-carregadores e são infiltrados com cargas de resina para melhorar as suas propriedades mecânicas. Assim, as colas baseadas na combinação de nanotubos de halloysite carregados com triclosan foram testadas quanto às suas propriedades mecânicas e antibacterianas. Enquanto todas as concentrações de 5wt%, 10wt% e 20wt% demonstraram uma polimerização elevada, ação antimicrobiana em 24 horas, bem como mineralização, apenas o grupo de concentração de 20wt% mostrou propriedades sustentadas mesmo após 72 horas. Este adesivo é uma nova abordagem promissora para o procedimento de colagem em tratamentos ortodônticos. [133]

Os monómeros de amónio quaternário demonstraram ter propriedades antibacterianas ao romperem as membranas bacterianas e ao causarem a lise bacteriana. Destes, o metacrilato de dimetilaminohexadecilo (DMAHDM) foi recentemente fabricado e demonstrou a mais forte ação antibacteriana. A incorporação deste monómero em resinas adesivas convencionalmente utilizadas foi estudada num modelo in-vitro. Este adesivo modificado mostrou propriedades mecânicas comparáveis às do cimento convencional, mas com uma forte capacidade antibacteriana, reduzindo assim a taxa de desmineralização em torno dos brackets ortodônticos devido a bactérias cariogénicas.[134]

Outro cimento ortodôntico foi fabricado através da incorporação de nanopartículas de fluoreto de cálcio e metacrilato de dimetilaminohexadecilo (DMAHDM) em ionómero de vidro modificado por resina, utilizando um método de secagem por pulverização. Este material demonstrou ter uma resistência ao cisalhamento semelhante à dos cimentos convencionais, bem como uma capacidade de remineralização melhorada. Mostrou uma redução significativa na profundidade da lesão e um aumento na dureza da superfície do esmalte desmineralizado, muito mais do que os cimentos convencionais e mostrou uma atividade antibacteriana sustentada. [135]

Os dendrímeros de poli(amido amina) (PAMAM) funcionam como modelos de nucleação para induzir a biomineralização devido a uma estrutura intensamente ramificada e a um número diversificado de grupos terminais reactivos. Tem a capacidade de absorver iões de cálcio e fosfato e provocar a formação de novos cristais, bem como neutralizar ácidos. Foi analisada a sua adição a um material compósito contendo nanopartículas de cálcio e fosfato (NACP), cujo resultado mostrou que a combinação PAMAM+NACP demonstrou a neutralização do ácido e a remineralização completa da dentina. O compósito modificado exibiu uma ação de remineralização a longo prazo, mesmo em condições ácidas, mostrando que esta técnica pode fornecer proteção contra a desmineralização no tratamento ortodôntico fixo. [136]

Finalmente, noutro estudo, foi desenvolvido um material compósito à base de quitosano, cuja propriedade de remineralização biomimética do esmalte foi analisada. Este adesivo dentário melhorado apresentou propriedades mecânicas boas e comparáveis, biocompatibilidade, atividade biomimética e potencial osteogénico, entre outras propriedades. Esta abordagem aos materiais compósitos à base de quitosano pode ser uma técnica potencial na prevenção da desmineralização e na indução da remineralização do esmalte adjacente aos brackets ortodônticos. [137]

- Verniz

Foi demonstrado que a arginina, por si só, tem uma propriedade inibidora da cárie, bem como uma potente capacidade sinérgica de prevenção da cárie quando combinada com flúor. A L-Arginina incorporada no verniz de NaF a 5% em concentrações de 1%, 2% e 4% foi estudada num modelo de ciclo de pH in-vitro. A microtomografia e a microscopia eletrónica de varrimento mostraram que a Arg-NaF a 1% e a 2% em peso apresentaram a recristalização e o ganho mineral mais elevados, juntamente com um aumento da absorção de flúor pela placa bacteriana, demonstrando uma técnica de remineralização promissora que pode ser praticada clinicamente. [138]

A *Moringa oleifera* é uma fonte tradicional de medicina que tem sido uma fonte abundante de minerais, proteínas, gorduras, vitaminas e outros nutrientes. Foi realizado um estudo para observar se o extrato liofilizado desta planta incorporado no verniz poderia induzir a remineralização do esmalte de lesões de manchas brancas. Os resultados do microscópio eletrónico de varrimento do estudo in-vitro mostraram que o verniz carregado com extrato de folhas de Moringa tem uma maior deposição de minerais na lesão desmineralizada em comparação com o grupo de controlo tratado com verniz fluoretado. [139]

- Materiais ortodônticos

É possível modificar os materiais ortodônticos utilizados clinicamente, de modo a que tenham um efeito preventivo da cárie, bem como uma ação remineralizante. Num desses estudos, os fios ortodônticos de aço inoxidável foram revestidos com dióxido de titânio para avaliar clinicamente a extensão da adesão *do Streptococcus mutans* e o seu efeito na incidência de lesões de manchas brancas. Os resultados mostraram que o revestimento com dióxido de titânio foi eficaz na diminuição da adesão de bactérias cariogénicas aos fios ortodônticos durante a terapia ortodôntica fixa.[140]

Recentemente, foi introduzido um novo elastómero que incorpora nanopartículas de prata, o Orthoshield Safe-T-tie, com o objetivo de reduzir o crescimento de bactérias cariogénicas à volta dos brackets ortodônticos. Verificou-se que inibe o crescimento de bactérias gram-positivas e gram-negativas implicadas na iniciação e progressão da cárie, tendo assim uma ação preventiva de largo espetro contra a desmineralização. Estes elastómeros modificados também apresentaram melhores propriedades físicas em comparação com os elastómeros convencionais. [141]

- Laser

Sabe-se que o laser provoca a ablação da superfície do esmalte e torna-o mais resistente à desmineralização. A combinação do laser com o flúor ajuda a aumentar a assimilação do flúor, melhorando ainda mais a propriedade de resistência ácida do esmalte. Um estudo avaliou a ação sinérgica do laser de CO_2 e do Remin Pro (VOCO), um dentífrico remineralizante disponível no mercado que contém fosfato de cálcio como hidroxiapatite, flúor e xilitol. O teste de microdureza de Vicker mostrou o maior ganho de microdureza em lesões de manchas brancas condicionadas com irradiação de CO2 juntamente com a aplicação de Remin Pro. [142]

- Correntes eléctricas

A aplicação de corrente eléctrica juntamente com um agente de remineralização a um dente para aumentar a sua resistência à desmineralização ou induzir a remineralização através da alteração e modificação da estrutura cristalina é uma potencial nova e futura modalidade de tratamento para a gestão de lesões de manchas brancas.

A iontoforese é uma técnica utilizada em medicina para aumentar a deposição de fármacos através da pele. Um estudo realizado sobre o processo de iontoforese de fluoreto avaliou a sua capacidade de depositar fluoreto através do esmalte e o seu efeito subsequente na remineralização de lesões de manchas brancas in-vitro. As intensidades da corrente eléctrica foram variadas e a quantidade de fluoreto de cálcio depositada na superfície foi medida. Em comparação com a aplicação tradicional de flúor, a iontoforese de flúor com 300μA apresentou a maior quantidade de deposição de CaF2. No entanto, não houve diferença significativa na redução da profundidade da lesão entre o grupo de controlo e o grupo de teste. [14

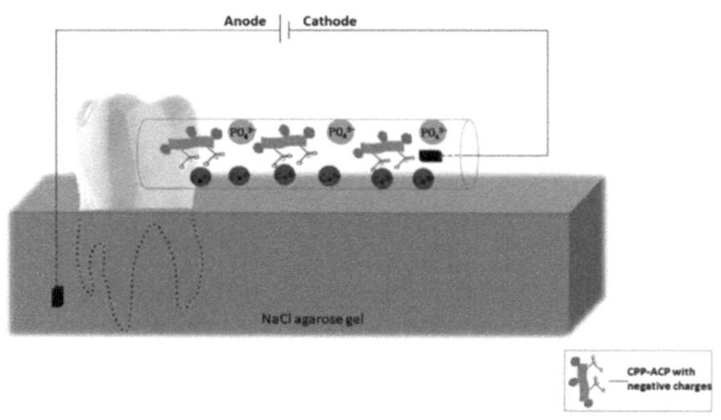

Outro método inovador de remineralização desenvolvido por uma empresa, a Reminova, é o EAER (electrically accelerated and enhanced remineralization). Este método utiliza a iontoforese para transportar moléculas minerais de uma área de armazenamento para a camada mais profunda da lesão de cárie incipiente, uma vez limpa, criando uma estrutura adequada para que a remineralização ocorra. Para avaliar a eficácia desta técnica, foi efectuado um estudo in-vitro. Os testes de dureza Knoop mostraram que as lesões de esmalte que foram submetidas ao tratamento EAER eram mais duras do que o esmalte intacto, enquanto o exame de microscopia eletrónica de varrimento mostrou que estas lesões pareciam semelhantes ao esmalte saudável, fornecendo assim provas de que tinha ocorrido uma remineralização completa e bem sucedida das lesões de manchas brancas. [144]

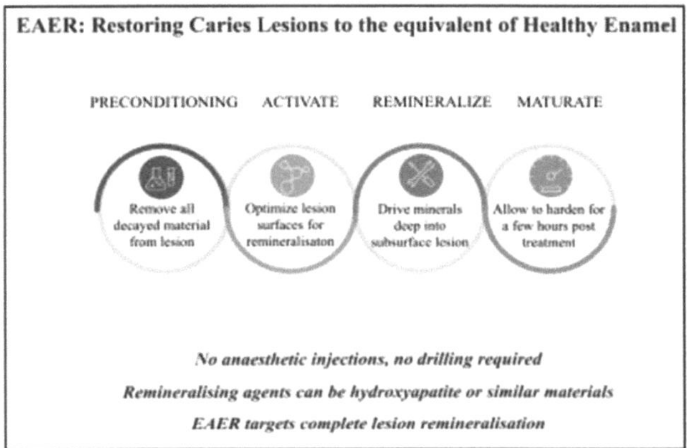

Figure 2. The essential steps in using EAER (electrically accelerated and enhanced remineralization) to restore caries lesions to the equivalent of healthy enamel: 1) precondition the lesion and its interior surfaces; 2) activate the interior surfaces of the lesion to receive remineralizing agents; 3) remineralize by driving minerals deep into the subsurface caries lesion via iontophoresis; and then 4) maturation whereby the repaired lesion achieves optimal hardness following treatment.

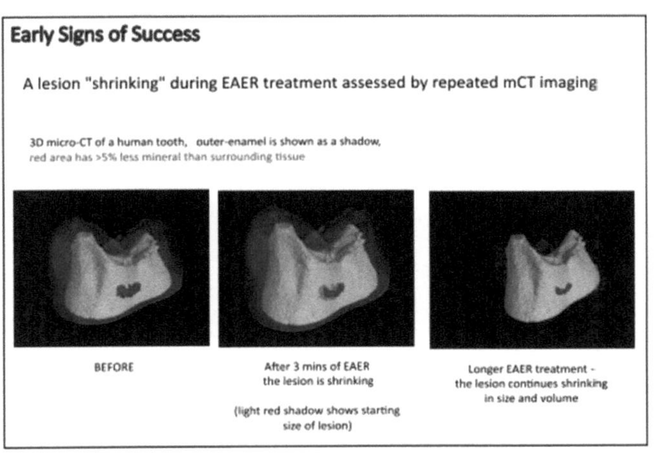

Figure 3. Three-dimensional X-ray mercury cadmium telluride images of an EAER (electrically accelerated and enhanced remineralization)–treated lesion reducing in volume and size as subsequent EAER treatments are carried out. The red coloring represents the area of the enamel lesion that had a calculated mineral density ≥5% lower than the surrounding "healthy" enamel, as calculated from the X-ray mercury cadmium telluride beam analysis data.

A eletroforese também foi utilizada para ajudar e melhorar a eficácia de remineralização do CPP-ACP. Foi efectuado um estudo in-vitro de ciclagem de pH e um estudo in-vivo em modelo de coelho para observar o efeito sinérgico da eletroforese e do CPP-ACP em lesões de esmalte gravadas com ácido. Ambos os estudos mostraram que a eletroforese ajudou na remineralização rápida e completa das lesões de esmalte, aumentando a cinética de remineralização do CPP-ACP. Os espécimes in-vitro mostraram que o esmalte remineralizado tinha uma aparência e microestrutura semelhantes ao esmalte intacto, com o rácio de fosfato de cálcio em consistência com o da hidroxiapatite nativa. In-vivo, a microdureza do esmalte remineralizado foi comparável e igual à do esmalte saudável e intacto, enquanto a vitalidade da polpa foi preservada, provando assim ser um método altamente eficaz e biocompatível na remineralização de lesões de esmalte. [145]

Conclusão

Numa especialidade que privilegia tanto a estética dentária como a função, as más oclusões não são a única patologia a que os ortodontistas devem estar atentos. As lesões de manchas brancas são o efeito secundário cariogénico mais comum e mais negligenciado co tratamento fixo, podendo ter impactos negativos duradouros na estética e na integridade dos dentes. A probabilidade de ocorrência destas lesões deve ser abordada de forma tão agressiva como se aborda qualquer má oclusão. Deveria ser um pré-requisito para os médicos dentistas conhecerem as várias modalidades convencionais de prevenção e tratamento de lesões, bem como os novos e futuros agentes que demonstraram ter as desejáveis acções conservadoras e biomiméticas. Este pequeno conhecimento ajuda muito os pacientes a ganharem um sorriso bonito e a compreenderem a importância de cuidados orais diligentes que vão muito longe.

Referências

1.	Heymann GC, Grauer D. Uma revisão contemporânea das lesões de manchas brancas em ortodontia. J Esthet Restor Dent. 2013;25(2):85-95.

2.	Bishara, Samir & Ostby, Adam. (2008). Lesões de manchas brancas: Formação, Prevenção e Tratamento. Seminários em Ortodontia. 14. 174-182.

3.	Kerbusch AE, Kuijpers-Jagtman AM, Mulder J, Sanden WJ. Métodos utilizados para a prevenção do desenvolvimento de lesões de manchas brancas durante o tratamento ortodôntico com aparelhos fixos. Ata Odontol Scand. 2012;70(6):564-8.

4.	Li X, Wang J, Joiner A, Chang J. A remineralização do esmalte: uma revisão da literatura. J Dent. 2014;42 Suppl 1:S12-20.

5.	Lovrov S, Hertrich K, Hirschfelder U. Enamel Demineralization during Fixed Orthodontic Treatment - Incidence and Correlation to Various Oral-hygiene Parameters. J Orofac Orthop. 2007;68(5):353-63.

6.	Tufekci E, Dixon JS, Gunsolley JC, Lindauer SJ. Prevalência de lesões de manchas brancas durante o tratamento ortodôntico com aparelhos fixos. Angle Orthod. 2011;81(2):206-10.

7.   Lucchese A, Gherlone E. Prevalência de lesões de manchas brancas antes e durante o tratamento ortodôntico com aparelhos fixos. Eur J Orthod. 2013;35(5):664-8.

8.   Julien KC, Buschang PH, Campbell PM. Prevalência da formação de lesões de manchas brancas durante o tratamento ortodôntico. Angle Orthod. 2013;83(4):641-7.

9.   Sagarika N, Suchindran S, Loganathan S, Gopikrishna V. Prevalência de lesões de manchas brancas numa secção da população indiana submetida a tratamento ortodôntico fixo: Uma avaliação in vivo utilizando os critérios visuais do Sistema Internacional de Deteção e Avaliação de Cáries II. J Conserv Dent. 2012;15(2):104-8.

10.   Gorelick L, Geiger AM, Gwinnett AJ. Incidência de formação de manchas brancas após colagem e bandagem. Am J Orthod. 1982;81(2):93-8.

11.   Mizrahi E. Desmineralização do esmalte após tratamento ortodôntico. Am J Orthod. 1982;82(1):62-7.

12.   Shungin D, Olsson AI, Persson M. Lesões de manchas brancas relacionadas com o tratamento ortodôntico: um acompanhamento quantitativo prospetivo de 14 anos, incluindo a avaliação do material de

ligação. Am J Orthod Dentofacial Orthop. 2010;138(2):136.e1-8; discussão 136-7.

13. Richter AE, Arruda AO, Peters MC, Sohn W. Incidência de lesões de cárie em pacientes tratados com ortodontia abrangente. Am J Orthod Dentofacial Orthop. 2011;139(5):657-64.

14. Yagci A, Korkmaz YN, Buyuk SK, Yagci F, Atilla AO. Formação de lesão de mancha branca após tratamento com expansores rápidos de cobertura total da maxila. Am J Orthod Dentofacial Orthop. 2016;149(3):331-338.

15. Albhaisi Z, Al-Khateeb SN, Abu Alhaija ES. Desmineralização do esmalte durante o tratamento ortodôntico com alinhadores transparentes em comparação com a terapia com aparelhos fixos, avaliada com fluorescência quantitativa induzida por luz: Um ensaio clínico randomizado. Am J Orthod Dentofacial Orthop. 2020;157(5):594-601.

16. Chapman JA, Roberts WE, Eckert GJ, Kula KS, González-Cabezas C. Factores de risco para a incidência e gravidade de lesões de manchas brancas durante o tratamento com aparelhos ortodônticos fixos. Am J Orthod Dentofacial Orthop. 2010;138(2):188-94.

17.	Benkaddour A, Bahije L, Bahoum A, Zaoui F. Ortodontia e desmineralização do esmalte: estudo clínico dos factores de risco. Int Orthod. 2014;12(4):458-66.

18.	Anu V, Madan Kumar P D, Shivakumar M. Caudal salivar, pH e capacidade de tamponamento em pacientes submetidos a tratamento ortodôntico fixo - Um estudo prospetivo. Indian J Dent Res 2019;30:527-30.

19.	S onesson M, Svensäter G, Wickström C. Atividade da glucosidase em biofilmes dentários em pacientes adolescentes com aparelhos ortodônticos fixos - um marcador putativo para lesões de manchas brancas - um ensaio clínico exploratório. Arch Oral Biol. 2019;102:122-127.

20.	Ahn SJ, Lim BS, Lee SJ. Prevalência de estreptococos cariogénicos em brackets de incisivos detectada pela reação em cadeia da polimerase. Am J Orthod Dentofacial Orthop. 2007;131(6):736-41.

21.	Maxfield BJ, Hamdan AM, Tüfekçi E, Shroff B, Best AM, Lindauer SJ. Development of white spot lesions during orthodontic treatment: perceptions of patients, parents, orthodontists, and general dentists. Am J Orthod Dentofacial Orthop. 2012;141(3):337-344.

22.	Li X, Wang J, Joiner A, Chang J. A remineralização do esmalte: uma revisão da literatura. J Dent. 2014;42 Suppl 1:S12-20.

23. Ancira-González L, Esparza-Villalpando V, Garrocho-Rangel A, Pozos-Guillén A. Agentes de Remineralização de Lesões de Manchas Brancas em Dentes Primários: Uma Revisão Sistemática. Oral Health Prev Dent. 2018;16(5):391-400.

24. Ten Cate JM. Estudos in vitro sobre os efeitos do flúor na desmineralização e remineralização. J Dent Res. 1990;69 Spec No:614-9; discussão 634-6.

25. Damato FA, Strang R, Stephen KW. Effect of fluoride concentration on remineralization of carious enamel: an in vitro pH-cycling study. Caries Res. 1990;24(3):174-80.

26. Ganss C, Schlueter N, Hardt M, Schattenberg P, Klimek J. Effect of fluoride compounds on enamel erosion in vitro: a comparison of amine, sodium and stannous fluoride. Caries Res. 2008;42(1):2-7.

27. Lynch RJ, Churchley D, Butler A, Kearns S, Thomas GV, Badrock TC, Cooper L, Higham SM. Efeitos do zinco e do flúor na remineralização de lesões cariosas artificiais sob condições simuladas de fluido de placa. Caries Res. 2011;45(3):313-22.

28. Schlueter N, Duran A, Klimek J, Ganss C. Investigação do efeito de vários compostos de flúor e suas preparações na perda de tecido erosivo no esmalte in vitro. Caries Res. 2009;43(1):10-6.

29. Zhao IS, Gao SS, Hiraishi N, Burrow MF, Duangthip D, Mei ML, Lo EC, Chu CH. Mecanismos do diamino fluoreto de prata na

detenção de cáries: uma revisão da literatura. Int Dent J. 2018 ;68(2):67-76.

30. Tanaka M, Kadoma Y. Redução comparativa da desmineralização do esmalte por cálcio e fosfato in vitro. Caries Res. 2000;34(3):241-5.

31. Indrapriyadharshini K, Madan Kumar PD, Sharma K, Iyer K. Potencial remineralizante do CPP-ACP em lesões de manchas brancas - Uma revisão sistemática. Indian J Dent Res. 2018;29(4):487-496.

32. Karlinsey RL, Mackey AC, Walker ER, Frederick KE. Preparação, caraterização e eficácia in vitro de um material de beta-TCP modificado com ácido para remineralização de tecidos duros dentários. Ata Biomater. 2010;6(3):969-78.

33. Cochrane NJ, Saranathan S, Cai F, Cross KJ, Reynolds EC. Remineralização da lesão subsuperficial do esmalte com soluções de cálcio, fosfato e flúor estabilizadas com fosfopeptídeo de caseína. Caries Res. 2008;42(2):88-97.

34. Karlinsey RL, Pfarrer AM. Fluoreto mais β-TCP funcionalizado: uma combinação promissora para uma remineralização robusta. Adv Dent Res. 2012;24(2):48-52.

35. Souza JA, Amaral JG, Moraes JC, Sassaki KT, Delbem AC. Efeito do trimetafosfato de sódio na solubilidade da hidroxiapatita: um estudo in vitro. Braz Dent J. 2013;24(3):235-40.

36.   Burwell AK, Litkowski LJ, Greenspan DC. Fosfosilicato de cálcio e sódio (NovaMin): potencial de remineralização. Adv Dent Res. 2009;21(1):35-9.

37.   Wang Y, Li X, Chang J, Wu C, Deng Y. Efeito do material bioativo de silicato tricálcico (Ca(3)SiO(5)) na redução da desmineralização do esmalte: um estudo in vitro de ciclo de pH. J Dent. 2012;40(12):1119-26.

38.   Huang S, Gao S, Cheng L, Yu H. Efeitos combinados da nano-hidroxiapatite e da Galla chinensis na remineralização da lesão inicial do esmalte in vitro. J Dent. 2010;38(10):811-9.

39.   Xiang C, Ran J, Yang Q, Li W, Zhou X, Zhang L. Efeitos do derivado da matriz do esmalte na remineralização de lesões cariosas iniciais do esmalte in vitro. Arch Oral Biol. 2013;58(4):362-9.

40.   Cao Y, Mei ML, Li QL, Lo EC, Chu CH. Regeneração de tecido semelhante a um prisma de esmalte usando derivado de matriz de esmalte. J Dent. 2014;42(12):1535-42.

41.   Soares R, De Ataide IN, Fernandes M, Lambor R. Avaliação da Remineralização do Esmalte após Tratamento com Quatro Diferentes Agentes Remineralizadores: Um Estudo de Microscopia Eletrónica de Varrimento (MEV). J Clin Diagn Res. 2017;11(4):ZC136-ZC141.

42. Chu JP, Li JY, Hao YQ, Zhou XD. Efeito dos compostos de Galla chinensis na remineralização de lesões iniciais de esmalte cariado in vitro. J Dent. 2007;35(5):383-7.

43. Kato MT, Sales-Peres SH, Buzalaf MA. Efeito do ferro na desmineralização ácida de blocos de esmalte bovino por um refrigerante. Arch Oral Biol. 2007;52(11):1109-11.

44. White DJ, Nelson DG, Faller RV. Mode of action of fluoride: application of new techniques and test methods to the examination of the mechanism of action of topical fluoride. Adv Dent Res. 1994;8(2):166-74.

45. Buzalaf MAR, Pessan JP, Honório HM, Ten Cate JM. Mecanismos de ação do flúor para o controle da cárie. Monogr Oral Sci. 2011;22:97-114.

46. Rošin-Grget K, Peroš K, Sutej I, Bašić K. Os mecanismos cariostáticos do flúor. Ata Med Acad. 2013;42(2):179-88.

47. Cross KJ, Huq NL, Palamara JE, Perich JW, Reynolds EC. Caracterização físico-química de nanocomplexos de fosfopeptídeo de caseína e fosfato de cálcio amorfo. J Biol Chem. 2005;15;280(15):15362-9.

48. Cochrane NJ, Saranathan S, Cai F, Cross KJ, Reynolds EC. Remineralização da lesão subsuperficial do esmalte com soluções de

cálcio, fosfato e flúor estabilizadas com fosfopeptídeo de caseína. Caries Res. 2008;42(2):88-97.

49. Cochrane NJ, Cai F, Huq NL, Burrow MF, Reynolds EC. Novas abordagens para melhorar a remineralização do esmalte dentário. J Dent Res. 2010;89(11):1187-97.

50. Hench LL. A história do Bioglass. J Mater Sci Mater Med. 2006;17(11):967-78

51. Taha AA, Patel MP, Hill RG, Fleming PS. O efeito dos vidros bioactivos na remineralização do esmalte: Uma revisão sistemática. J Dent. 2017;67:9-17.

52. Lussi A, Carvalho TS. O futuro dos fluoretos e outros agentes protetores na prevenção da erosão. Caries Res. 2015;49 Suppl 1:18-29.

53. CHASE SW. O desenvolvimento, a histologia e a fisiologia do esmalte e da dentina; o seu significado para o processo de cárie. J Dent Res. 1948;27(1):87-95.

54. Arends J, Ten Cate JM. Remineralização do esmalte dentário. Journal of Crystal Growth. 1981, 1;53(1):135-47.

55. Gosta Gustafson. The Histopathology of Caries of Human Dental Enamel with special reference to the division of the carious lesion into zones, Ata Odontologica Scandinavica, 1957;15(1):13-55,

56. Holmen L, Thylstrup A, Ogaard B, Kragh F. Um estudo microscópico de luz polarizada das fases progressivas da cárie do esmalte in vivo. Caries Res. 1985;19(4):348-54.

57. Worawongvasu R. Um Estudo Microscópico Eletrónico de Varrimento das Superfícies de Esmalte de Cáries Incipientes. Ultrastruct Pathol. 2015;39(6):408-12.

58. Orams HJ, Phakey PP, Rachinger WA, Zybert JJ. Ultrastructural changes in the translucent and dark zones of early enamel caries (Alterações ultra-estruturais nas zonas translúcidas e escuras da cárie precoce do esmalte). J Oral Pathol. 1980 ;9(1):54-61.

59. Palamara J, Phakey PP, Rachinger WA, Orams HJ. Ultra-estrutura da zona de superfície intacta das lesões cariosas de mancha branca e mancha castanha no esmalte humano. J Oral Pathol. 1986;15(1):28-35.

60. Holmen L, Thylstrup A, Artun J. Características clínicas e histológicas observadas durante a paragem de lesões cariosas activas do esmalte in vivo. Caries Res. 1987;21(6):546-54.

61. Gontijo Leonardo, Cruz Roberval de Almeida, Brandão Paulo Roberto Gomes. Esmalte dental ao redor de aparelhos ortodônticos fixos após aplicação de verniz fluoretado. Braz. Dent. J. 2007; 18(1): 49-53.

62. Dai, Z., Liu, M., Ma, Y., Cao, L., Xu, H. H. K., Zhang, K., & Bai, Y. (2019). Efeitos dos materiais de fluoreto e fosfato de cálcio na remineralização de lesões leves e graves de manchas brancas. BioMed Research International, 2019, 1-13.

63. van der Kaaij NC, van der Veen MH, van der Kaaij MA, ten Cate JM. Um ensaio clínico prospetivo, randomizado e controlado por placebo sobre os efeitos de um enxaguamento com flúor no desenvolvimento de lesões de manchas brancas e sangramento em pacientes ortodônticos. Eur J Oral Sci. 2015;123(3):186-93.

64. Perrini F, Lombardo L, Arreghini A, Medori S, Siciliani G. Prevenção da cárie durante o tratamento ortodôntico: Avaliação in vivo de verniz com alto teor de flúor para prevenir lesões de manchas brancas. Am J Orthod Dentofacial Orthop. 2016;149(2):238-43.

65. Mohammadi N, Farahmand Far MH. Efeito do verniz fluoretado e do diamino fluoreto de prata na resistência à desmineralização do esmalte na dentição primária. J Indian Soc Pedod Prev Dent. 2018;36(3):257-261.

66. Stecksén-Blicks C, Renfors G, Oscarson ND, Bergstrand F, Twetman S. Caries-preventive effectiveness of a fluoride varnish: a randomized controlled trial in adolescents with fixed orthodontic appliances. Caries Res. 2007;41(6):455-9.

67.   Sonesson M, Brechter A, Abdulraheem S, Lindman R, Twetman S. Verniz fluoretado para a prevenção de lesões de manchas brancas durante o tratamento ortodôntico com aparelhos fixos: um ensaio aleatório controlado. Eur J Orthod. 2020 ;23;42(3):326-330.

68.   Sonesson M, Twetman S, Bondemark L. Effectiveness of high-fluoride toothpaste on enamel demineralization during orthodontic treatment - a multicenter randomized controlled trial. Eur J Orthod. 2014;36(6):678-82.

69.   Luther F, Tobin M, Robertson AJ, Toumba KJ. Contas de vidro libertadoras de flúor no tratamento ortodôntico para reduzir a cárie: um ensaio clínico aleatório e controlado. Suplemento do World Journal of Orthodontics 2005;6(5):166-7.

70.   Knösel M, Ellenberger D, Göldner Y, Sandoval P, Wiechmann D. Durabilidade in vivo de um selante libertador de flúor (OpalSeal) para proteção contra a formação de lesões de manchas brancas em pacientes ortodônticos. Head Face Med. 2015 ;15;11:11.

71.   Banks PA, Chadwick SM, Asher-McDade C, Wright JL. Elastómeros com libertação de flúor - um ensaio clínico prospetivo controlado. Eur J Orthod. 2000 ;22(4):401-7.

72.   Mattick CR, Mitchell L, Chadwick SM, Wright J. Módulos elastoméricos libertadores de flúor reduzem a descalcificação: um ensaio aleatório controlado. J Orthod. 2001;28(3):217-9.

73.   Lale S, Solak H, Hınçal E, Vahdettin L. Comparação in vitro de materiais de flúor, magnésio e fosfato de cálcio na prevenção de lesões de manchas brancas em torno de brackets ortodônticos. Biomed Res Int. 2020;30;2020:1989817.

74.   Robertson MA, Kau CH, English JD, Lee RP, Powers J, Nguyen JT. MI Paste Plus para prevenir a desmineralização em pacientes ortodônticos: um estudo prospetivo controlado e randomizado. Am J Orthod Dentofacial Orthop. 2011;140(5):660-8.

75.   Pithon MM, Dos Santos MJ, Andrade CS, Leão Filho JC, Braz AK, de Araujo RE, Tanaka OM, Fidalgo TK, Dos Santos AM, Maia LC. Eficácia do verniz com CPP-ACP na prevenção de lesões de cárie ao redor de braquetes ortodônticos: uma avaliação com OCT. Eur J Orthod. 2015;37(2):177-82.

76.   Geraldo-Martins VR, Lepri CP, Palma-Dibb RG. Influência da irradiação do laser Er,Cr:YSGG na prevenção da cárie de esmalte. Lasers Med Sci. 2013;28(1):33-9.

77.   Mahmoudzadeh M, Alijani S, Soufi LR, Farhadian M, Namdar F, Karami S. Efeito do Laser de CO2 na Prevenção de Lesões de Manchas Brancas Durante o Tratamento Ortodôntico Fixo: Um Ensaio Clínico Randomizado. Turk J Orthod. 2019;32(3):165-171.

78.	Zezell DM, Boari HG, Ana PA, Eduardo Cde P, Powell GL. Laser de Nd:YAG na prevenção da cárie: um ensaio clínico. Lasers Surg Med. 2009;41(1):31-5.

79.	Banks PA, Richmond S. Selantes de esmalte: uma avaliação clínica do seu valor durante a terapia com aparelhos fixos. Eur J Orthod. 1994;16(1):19-25.

80.	Hammad SM, Knösel M. Eficácia de um novo selante para prevenir lesões de manchas brancas durante o tratamento ortodôntico fixo: Um ensaio clínico controlado e aleatório de 12 meses, num único centro. J Orofac Orthop. 2016;77(6):439-445. Inglês.

81.	Tanna N, Kao E, Gladwin M, Ngan PW. Efeitos do selante e do primário autocondicionante na descalcificação do esmalte. Parte I: um estudo in-vitro. Am J Orthod Dentofacial Orthop. 2009;135(2):199-205.

82.	Ghiz MA, Ngan P, Kao E, Martin C, Gunel E. Efeitos do selante e do primário autocondicionante na descalcificação do esmalte. Parte II: um estudo in-vivo. Am J Orthod Dentofacial Orthop. 2009;135(2):206-13.

83.	Ibrahim, A.I., Thompson, V.P. & Deb, S. Um novo sistema de condicionamento para colagem de brackets ortodônticos. *Sci Rep* **9**, 9579 (2019).

84. Ma Y, Zhang N, Weir MD, Bai Y, Xu HHK. Novo cimento dentário multifuncional para prevenir a desmineralização do esmalte perto de brackets ortodônticos. J Dent. 2017;64:58-67.

85. Twetman S, Hallgren A, Petersson LG. Efeito de um verniz antibacteriano sobre os estreptococos mutans na placa bacteriana do esmalte adjacente a aparelhos ortodônticos. Caries Res. 1995;29(3):188-91.

86. Zimmer B. Profilaxia da descalcificação sistemática durante o tratamento com aparelhos fixos. J Orofac Orthop. 1999;60(3):205-14. Inglês, Alemão.

87. Gómez C, Abellán R, Palma JC. Eficácia da terapia fotodinâmica vs. o raspador ultrassónico na prevenção da inflamação gengival e lesões de manchas brancas durante o tratamento ortodôntico. Photodiagnosis Photodyn Ther. 2018;24:377-383.

88. Lagerweij MD, ten Cate JM. Remineralização de lesões de esmalte com aplicações diárias de um gel de flúor de alta concentração e uma pasta de dentes fluoretada: um estudo in situ. Caries Res. 2002;36(4):270-4.

89. Gaffar A, Blake-Haskins JC, Sullivan R, Simone A, Schmidt R, Saunders F. Cariostatic effects of a xylitol/NaF dentifrice in vivo. Int Dent J. 1998;48(1):32-9.

90. Hong SJ, Jeong SS, Song KB. Efeitos da sanguinaria em dentifrícios contendo flúor na remineralização da lesão cariosa subsuperficial in vitro. Int Dent J. 2005;55(3):128-32.

91. Mathews MS, Amaechi BT, Ramalingam K, Ccahuana-Vasquez RA, Chedjieu IP, Mackey AC, Karlinsey RL. Remineralização in situ de lesões de esmalte erodido por enxaguamentos de NaF. Arch Oral Biol. 2012;57(5):525-30.

92. López RM, Uribe MR, Rodríguez BO, Casasempere IV. Comparação entre fluoreto de amina e clorexidina em idosos institucionalizados: um estudo piloto. Gerodontologia. 2013;30(2):112-8.

93. Laheij AM, van Strijp AJ, van Loveren C. In situ remineralization of enamel and dentin after the use of an amine fluoride mouthrinse in addition to twice daily brushings with amine fluoride toothpaste. Caries Res. 2010;44(3):260-6.

94. Schlueter N, Klimek J, Ganss C. Eficácia in vitro de colutórios experimentais contendo estanho e flúor como agentes anti-erosivos no esmalte. J Dent. 2009;37(12):944-8.

95. Magalhães AC, Comar LP, Rios D, Delbem AC, Buzalaf MA. Efeito de um verniz de tetrafluoreto de titânio (TiF4) a 4% na desmineralização e remineralização do esmalte bovino in vitro. J Dent. 2008;36(2):158-62.

96.   Karabekiroğlu S, Ünlü N, Küçükyilmaz E, Şener S, Botsali MS, Malkoç S. Tratamento de lesões de manchas brancas pós-ortodônticas com pasta CPP-ACP: Um estudo de acompanhamento de três anos. Dent Mater J. 2017;29;36(6):791-797.

97.   Garry AP, Flannigan NL, Cooper L, Komarov G, Burnside G, Higham SM. Um ensaio aleatório controlado para investigar o potencial remineralizante da Tooth Mousse™ em pacientes ortodônticos. J Orthod. 2017;44(3):147-156.

98.   Llena C, Leyda AM, Forner L. CPP-ACP e CPP-ACFP versus verniz fluoretado na remineralização de lesões precoces de cárie. Um estudo prospetivo. Eur J Paediatr Dent. 2015;16(3):181-6.

99.   Souza BM, Comar LP, Vertuan M, Fernandes Neto C, Buzalaf MA, Magalhães AC. Efeito de uma Pasta Experimental com Nanopartículas de Hidroxiapatita e Flúor na Desmineralização e Remineralização Dentária in situ. Caries Res. 2015;49(5):499-507.

100. Shen P, Cai F, Nowicki A, Vincent J, Reynolds EC. Remineralização de lesões subsuperficiais do esmalte por pastilha elástica sem açúcar contendo fosfopeptídeo de caseína - fosfato de cálcio amorfo. J Dent Res. 2001;80(12):2066-70.

101. Baeshen HA, Lingström P, Birkhed D. Efeito de sticks de mastigação fluoretados (Miswaks) em lesões de manchas brancas em

pacientes pós-ortodônticos. Am J Orthod Dentofacial Orthop. 2011;140(3):291-7.

102. Kim S, Kim EY, Jeong TS, Kim JW. A avaliação da infiltração de resina para mascarar lesões de manchas brancas no esmalte labial. Int J Paediatr Dent. 2011;21(4):241-8.

103. Senestraro SV, Crowe JJ, Wang M, Vo A, Huang G, Ferracane J, Covell DA Jr. Infiltração de resina minimamente invasiva de lesões de manchas brancas presas: um ensaio clínico randomizado. J Am Dent Assoc. 2013;144(9):997-1005.

104. Lee SM, Kim IR, Park BS, Lee DJ, Ko CC, Son WS, Kim YI. Propriedade de Remineralização de um Primer Ortodôntico que contém um Vidro Bioativo com Prata e Zinco. Materiais (Basileia). 2017;10(11):1253.

105. Prabhakar AR, Sharma D, Sugandhan S. Avaliação comparativa dos efeitos remineralizantes e da microdureza da superfície do cimento de ionómero de vidro contendo extrato de grainha de uva e fosfopeptídeo de caseína - fosfato de cálcio amorfo: um estudo in vitro. Eur Arch Paediatr Dent. 2012;13(3):138-43.

106. Yassaei S, Motallaei MN. O Efeito do Laser Er:YAG e MI Paste Plus no Tratamento de Lesões de Manchas Brancas. J Lasers Med Sci. 2020 inverno;11(1):50-55.

107. Malinowski M, Duggal MS, Strafford SM, Toumba KJ. O efeito de concentrações variáveis de leite fluoretado na remineralização do esmalte in vitro. Caries Res. 2012;46(6):555-60.

108. Knösel M, Attin R, Becker K, Attin T. Efeito do branqueamento externo na cor e luminosidade de lesões de manchas brancas inactivas após aparelhos ortodônticos fixos. Angle Orthod. 2007;77(4):646-52.

109. Choi YY, Lee DY, Kim YJ. Avaliação colorimétrica de lesões de manchas brancas após branqueamento externo com fluoretação: Um estudo *in-vitro*. Korean J Orthod. 2018;48(6):377-383.

110. Pliska BT, Warner GA, Tantbirojn D, Larson BE. Tratamento de lesões de manchas brancas com pasta ACP e microabrasão. Angle Orthod. 2012;82(5):765-9.

111. Arnaud TM, de Barros Neto B, Diniz FB. Efeito da quitosana na des-remineralização do esmalte dentário: uma avaliação in vitro. J Dent. 2010;38(11):848-52.

112. Zhang J, Boyes V, Festy F, Lynch RJM, Watson TF, Banerjee A. Remineralização subsuperficial in-vitro de lesões de manchas brancas de esmalte artificial pré-tratadas com quitosano. Dent Mater. 2018;34(8):1154-1167.

113. Zhang J, Lynch RJ, Watson TF, Banerjee A. Chitosan-bioglass complexes promote subsurface remineralization of incipient human carious enamel lesions. Journal of dentistry. 2019;84:67-75.

114. Jablonski-Momeni A, Heinzel-Gutenbrunner M. Eficácia do péptido de auto-montagem P11-4 na construção de uma estrutura de remineralização em lesões de esmalte induzidas artificialmente em superfícies lisas. J Orofac Orthop. 2014;75(3):175-90.

115. Bröseler F, Tietmann C, Bommer C, Drechsel T, Heinzel-Gutenbrunner M, Jepsen S. Ensaio clínico aleatório que investiga o péptido auto-montante P_{11}-4 no tratamento de cáries precoces. Clin Oral Investig. 2020;24(1):123-132.

116. Jablonski-Momeni A, Nothelfer R, Morawietz M, Kiesow A, Korbmacher-Steiner H. Impacto dos péptidos de auto-montagem na remineralização de lesões artificiais precoces do esmalte adjacentes a brackets ortodônticos. Scientific Reports. 2020;15;10(1):1-0.

117. Liang K, Wang S, Tao S, Xiao S, Zhou H, Wang P, Cheng L, Zhou X, Weir MD, Oates TW, Li J. Remineralização dentária através de poli (amido amina) e materiais de restauração contendo nanopartículas de fosfato de cálcio. Revista internacional de ciência oral. 2019;9;11(2):1-2.

118. Wang H, Xiao Z, Yang J, Lu D, Kishen A, Li Y, Chen Z, Que K, Zhang Q, Deng X, Yang X. Remineralização biomimética orientada e ordenada da superfície do esmalte dentário desmineralizado utilizando nanopartículas HAP@ ACP guiadas por glicina. Relatórios científicos. 2017; 12;7(1):1-3.

119. Krishnan V, Bhatia A, Varma H. Desenvolvimento, caraterização e comparação de duas moléculas de nano-hidroxiapatite dopadas com estrôncio para reparação/regeneração do esmalte. Dent Mater. 2016;32(5):646-59.

120. Park SY, Yoo KH, Yoon SY, Son WS, Kim YI. Synergetic Effect of 2-Methacryloyloxyethyl Phosphorylcholine and Mesoporous Bioactive Glass Nanoparticles on Antibacterial and Anti-Demineralization Properties in Orthodontic Bonding Agents (Efeito Sinergético da 2-Metacriloiloxietil Fosforilcolina e Nanopartículas de Vidro Bioativo Mesoporoso nas Propriedades Antibacterianas e Anti-Demineralização em Agentes de Colagem Ortodôntica). Nanomaterials (Basileia). 2020;10(7):1282.

121. Fernando JR, Shen P, Sim CPC, Chen YY, Walker GD, Yuan Y, Reynolds C, Stanton DP, MacRae CM, Reynolds EC. Auto-montagem de nanofilamentos de superfície dentária e remineralização por SnF_2 e nanocomplexos CPP-ACP. Sci Rep. 2019;9(1):1285.

122. Ding L, Han S, Wang K, Zheng S, Zheng W, Peng X, Niu Y, Li W, Zhang L. Remineralização de cáries de esmalte por um péptido derivado da amelogenina e flúor in vitro. Regen Biomater. 2020;7(3):283-292.

123. Le Norcy E, Lesieur J, Sadoine J, Rochefort GY, Chaussain C, Poliard A. O peptídeo amelogenina rico em leucina fosforilado e não

fosforilado afeta diferencialmente a mineralização de ameloblastos. Front Physiol. 2018;9:55.

124. Ren Q, Ding L, Li Z, Wang X, Wang K, Han S, Li W, Zhou X, Zhang L. Hidrogel de quitosano contendo péptido derivado da amelogenina: Inibição de bactérias cariogénicas e promoção da remineralização de lesões iniciais de cárie. Arch Oral Biol. 2019;100:42-48.

125. Qamar Z, Rahim ZB, Neon GS, Chew HP, Zeeshan T. Effectiveness of poly-γ-glutamic acid in maintaining enamel integrity (Eficácia do ácido poli-γ-glutâmico na manutenção da integridade do esmalte). Arquivos de biologia oral. 2019;106:104482.

126. El Moshy S, Abbass MMS e El-Motayam AM. Remineralização biomimética de esmalte gravado com ácido usando modelo de hidrogel de agarose [versão 1; revisão por pares: 5 aprovados] F1000Research 2018, 7: 1476

127. Ding L, Han S, Peng X, Wang K, Zheng S, Li H, Niu Y, Li W, Zhang L. O péptido derivado da tuftelina facilita a remineralização de cáries iniciais do esmalte in vitro. J Biomed Mater Res B Appl Biomater. 2020;108(8):3261-3269.

128. Zheng W, Ding L, Wang Y, Han S, Zheng S, Guo Q, Li W, Zhou X, Zhang L. Os efeitos do péptido 8DSS na remineralização num modelo de cárie de esmalte em ratos, avaliados por duas técnicas não

destrutivas. J Appl Biomater Funct Mater. 2019;17(1):2280800019827798.

129. Alhussain AM, Alhaddad AA, Ghazwi MM, Farooq I. Remineralização de lesões cariosas artificiais utilizando um novo dentífrico de vidro bioativo incorporado com flúor. Dent Med Probl. 2018;55(4):379-382.

130. Degli Esposti L, Ionescu AC, Brambilla E, Tampieri A, Iafisco M. Caracterização de uma pasta de dentes contendo hidroxiapatitas bioactivas e avaliação in vitro da sua eficácia na remineralização do esmalte e na oclusão dos túbulos dentinários. Materiais (Basileia). 2020;13(13):2928.

131. Al-Eesa NA, Johal A, Hill RG, Wong FSL. Compósito de vidro bioativo contendo flúor para adesivos ortodônticos - Propriedades de formação de apatite. Dent Mater. 2018;34(8):1127-1133.

132. Nam HJ, Kim YM, Kwon YH, Kim IR, Park BS, Son WS, Lee SM, Kim YI. Efeito de Remineralização da Superfície do Esmalte por Grafite Fluoretada e Resina de Colagem Ortodôntica Contendo Vidro Bioativo. Materials (Basel). 2019;12(8):1308.

133. Degrazia FW, Genari B, Leitune VCB, Arthur RA, Luxan SA, Samuel SMW, Collares FM, Sauro S. Propriedades de polimerização, antibacterianas e de bioatividade de adesivos ortodônticos

experimentais contendo nanotubos de halloysite carregados com triclosan. J Dent. 2018;69:77-82.

134. Feng X, Zhang N, Xu HHK, Weir MD, Melo MAS, Bai Y, Zhang K. Novo cimento ortodôntico contendo metacrilato de dimetilaminohexadecil com forte capacidade antibacteriana. Dent Mater J. 2017;36(5):669-676.

135. Yi J, et al. Um cimento ortodôntico contendo nano-CaF2 com capacidades antibacterianas e de remineralização para combater as lesões de manchas brancas do esmalte. J Dent. 2019;89:103172.

136. Liang K, Wang S, Tao S, Xiao S, Zhou H, Wang P, Cheng L, Zhou X, Weir MD, Oates TW, Li J. Remineralização dentária através de poli (amido amina) e materiais de restauração contendo nanopartículas de fosfato de cálcio. Revista internacional de ciência oral. 2019;9;11(2):1-2.

137. Hu D, Ren Q, Li Z, Zhang L. Materiais Compósitos Biomimeticamente Mineralizados à Base de Quitosana na Reparação de Tecidos Duros Humanos. Moléculas. 2020;19;25(20):4785. doi: 10.3390/molecules25204785.

138. Bijle MN, Abdalla MM, Ashraf U, Ekambaram M, Yiu CKY. Potencial de remineralização do esmalte do verniz de arginina-fluoreto num modelo de ciclo de pH bacteriano multi-espécies. J Dent. 2021;104:103528.

139. Younis SH, Obeid RF, Ammar MM. Remineralização do esmalte subsuperficial por verniz carregado com extrato de folha de Moringa liofilizado. Heliyon. 2020;6(9):e05054.

140. Mollabashi V, Farmany A, Alikhani MY, Sattari M, Soltanian AR, Kahvand P, Banisafar Z. Effects of TiO_2 -Coated Stainless Steel Orthodontic Wires on *Streptococcus mutans* Bacteria: Um estudo clínico. Int J Nanomedicine. 2020;15:8759-8766.

141. Hernández-Gómora AE, Lara-Carrillo E, Robles-Navarro JB, Scougall-Vilchis RJ, Hernández-López S, Medina-Solís CE, Morales-Luckie RA. Biossíntese de nanopartículas de prata em módulos elastoméricos ortodônticos: Avaliação das Propriedades Mecânicas e Antibacterianas. Molecules. 2017;22(9):1407.

142. Rafiei E, Fadaei Tehrani P, Yassaei S, Haerian A. Efeito do laser CO_2 (10,6 µm) e Remin Pro na microdureza das lesões de manchas brancas de esmalte. Lasers Med Sci. 2020;35(5):1193-1203.

143. Kim HE, Kim BI. Pode a Aplicação de Iontoforese de Flúor Melhorar a Remineralização de Lesões de Cárie Precoces? Oral Health Prev Dent. 2016;14(2):177-82.

144. Pitts NB, Wright JP. Reminova e EAER: Mantendo o Esmalte Inteiro através da Remineralização de Cáries. Adv Dent Res. 2018;29(1):48-54.

145. Zhang YY, Wong HM, McGrath CP, Li QL. Avaliação in vitro e in vivo do sistema de remineralização de fosfopeptídeo de caseína-amorfo fosfato de cálcio assistido por eletroforese no esmalte desmineralizado por ciclo de pH e ataque ácido. Relatórios científicos. 2018;11;8(1):1-9.

Índice

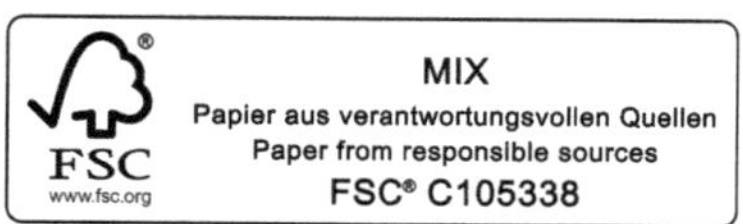

Printed by Books on Demand GmbH, Norderstedt / Germany